LE MEILLEUR DES

PERLES de SANTÉ !

Cet ouvrage rassemble une sélection de perles tirées des 4 titres suivants, parus aux éditions Tut-tut :

- *Les Perles de sages-femmes*, Anna Roy, 2017.
- *Les Perles du 18*, Gilles Daïd, 2015.
- *Les Nouvelles Perles du 18*, François et Susie Jouffa et Frédéric Pouhier, 2017.
- *Les Perles des urgences,* Philippe de Boërio, 2017.

Maquette : Élisa Beth
Corrections : Clémentine Sanchez
Illustrations : Caroline Guillot, Fotolia

29, boulevard Raspail • 75007 Paris

ISBN : 978-2-36704-246-6

Gilles Daïd,
Philippe de Boërio
François Jouffa et Frédéric Pouhier
Anna Roy

LE MEILLEUR DES

PERLES de SANTÉ !

TUT-TUT

Maternité

Supportrice inconditionnelle

Dans la salle d'accouchement, le soir de la finale de la Coupe du monde de football. En entrant pour examiner la patiente, je tombe nez à nez avec ses poils pubiens aux couleurs du Brésil. Elle me sourit, contente de son effet, et me glisse : « Vous avez deviné quelle équipe je supporte ? ! »

Allô le 18 ?

– Les pompiers, j'écoute...

– Ouais, allô, venez vite, boulevard Voltaire, y'a un mec à vélo qui s'est pris une bagnole !

– À l'arrêt ?

– Euh... non... à la tête.

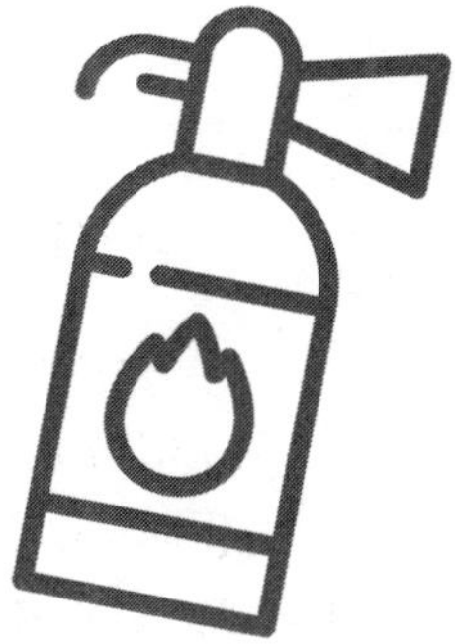

« Je vous téléphone pour avoir des nouvelles de mon voisin. On me dit qu'un médecin est venu hier soir et que vous l'avez transporté ensuite à la morgue. Alors, dites-moi, c'est grave ce qu'il a ? »

LES PERLES DU 18...

« Allô ? Mon fils de 5 ans rêve de devenir pompier, pouvez-vous essayer de le convaincre d'abandonner cette idée farfelue et de s'orienter vers un vrai métier ? »

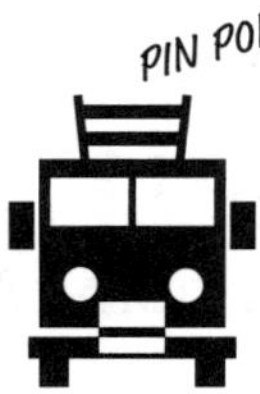

« Allô ? Je vis à côté de votre caserne du 17e arrondissement et j'aimerais que vos pompiers arrêtent de courir en short dans le quartier parce que ça émoustille trop ma femme. »

URGENCES ➔

Un patient arrive aux urgences pour une douleur thoracique qui descend jusqu'aux orteils et qui remonte.

« J'ai regardé sur Internet,
c'est grave, je risque
une facture du cœur ! »

– Votre prothèse du genou, où a-t-elle été posée ?

– Ben, au genou !

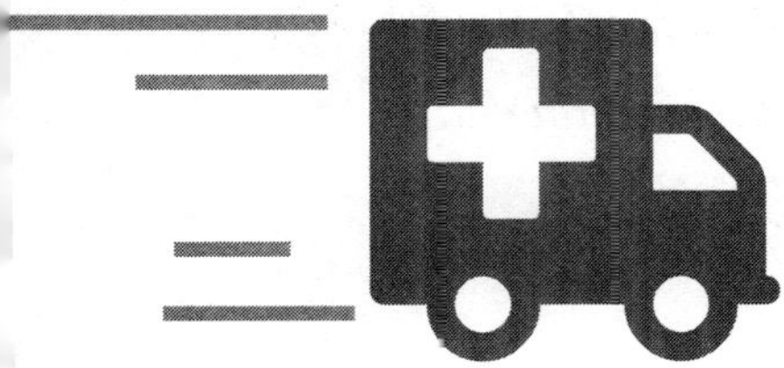

Maternité

Un accouchement explosif

En entrant dans la salle d'accouchement, je découvre, stupéfaite, que la pièce a été redécorée. Une cinquantaine de grigris en tous genres trônent dans la pièce et des bougies sont allumées à quelques centimètres des prises à oxygène… On a frôlé l'explosion, et ça, ce n'est pas de la superstition !

L'hôpital de l'angoisse

Hurlements en série dans les salles d'accouchement. Un homme rôde et pénètre dans toutes les salles. Motif ? Un papa, un peu perturbé, cherchait sa femme désespérément.

Allô le 18 ?

Un requérant insiste pour que l'on vienne ouvrir la porte de son appartement alors qu'il a oublié ses clés à l'intérieur.

– Je suis désolé, monsieur, mais nous n'intervenons plus pour ouvrir une porte s'il n'y a pas de danger immédiat.

– Je vous préviens, si vous n'intervenez pas tout de suite, vous aurez affaire à ma fille. Elle est avocate et elle est introduite auprès de gens haut placés. Comprenez bien qu'elle a beaucoup d'entrejambe...

« Ici, c'est l'amicale de rugby.
On aurait besoin de vous au stade
Léon-Cazenave. On a un joueur
qui vient de laisser ses dents et
ses ballerines sur le terrain ! »

LES PERLES DU 18…

« Bonjour, je vous appelle pour vous dire que je vais fumer dans les toilettes de mon entreprise, si l'alarme se déclenche, ce n'est pas la peine de vous déplacer. »

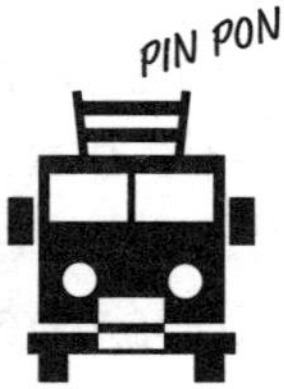

URGENCES ➔

– Une femme m'a empoisonné.
– Comment a-t-elle procédé, monsieur ?
– Elle a mis de l'amour dans mon cœur et elle est partie.

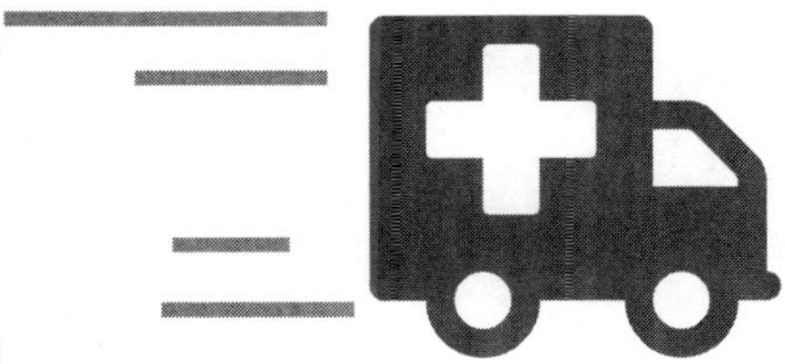

Maternité

Soldat du feu affolé

Un pompier accompagne sa femme qui est sur le point d'accoucher. Il n'arrête pas de répéter qu'il est archi habitué, qu'il en a vu d'autres... Quand, soudain, il s'effondre ! On a eu beaucoup, beaucoup de mal à le réveiller.

Allô le 18 ?

« Tout s'est passé très vite. À un moment donné, la moto est partie dans une direction et le pilote, lui, il est parti dans une autre. Sans les arbres, il serait encore en train de voler ! »

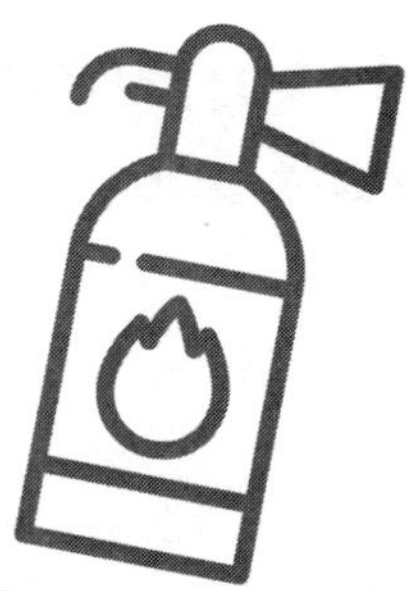

– Il vient d'y avoir un accident à hauteur du 4 de la rue Balzac. Une jeune femme s'est fait rouler sur la jambe par un scooter. Elle est par terre et elle a mal.

– Vous voyez une déformation, une fracture, du sang... Éventuellement une fracture ouverte ?

– Comment voulez-vous que je voie si c'est une fracture ouverte : son jean est fermé !

LES PERLES DU 18...

« Allô, les pompiers ? Il y a un clochard qui dort devant chez moi, et comme je suis en train de vendre mon appartement et que j'ai des visites aujourd'hui, je me demandais si vous ne pourriez pas le déplacer, juste pour la journée. »

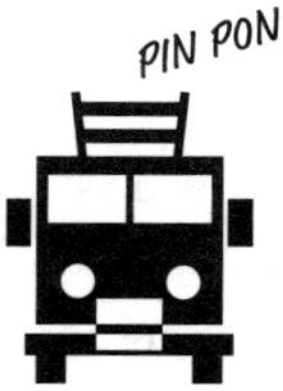

« Je vous appelle depuis la piste bleue des Ménuires, je suis un très mauvais skieur, je suis sûr que je vais me péter quelque chose, pouvez-vous prévoir des secours au cas où ? »

URGENCES ➔

Accueil des urgences :

– Bonjour, j'ai le doigt tordu depuis un an !

– Et ?

– Et c'est tout.

– Merci, au revoir, monsieur !

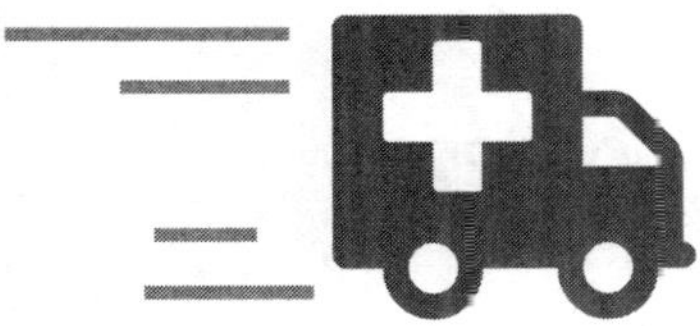

– Vous êtes allé voir l'ophtalmologiste pour quoi ?

– Pour mon œil.

ÉTAT D'URGENCE ! ➔

Docteur, j'ai mal au ventre, je crois que je fais une *conclusion* (occlusion) intestinale.

Docteur, j'ai mal à la poitrine, allez-vous me faire un télégramme du cœur ?

Ma fille a des vers, est-ce que je peux lui donner le comprimé de vermifuge ?

Allô, le Samu ? Je vous appelle car je me fais vacciner lundi, mais dimanche j'ai une soirée avec consommation de drogues. Je me demande si c'est compatible ?

J'ai mal à la gorge, je n'arrête pas de déglutiner.

ÉTAT D'URGENCE !

– Vous prenez un moyen de contraception ?

– Non !

– Vous avez des rapports non protégés ?

– Oui !

– Vous avez donc des risques d'être enceinte !

– C'est impossible, je ne fais jamais le missionnaire !

**Dimanche matin,
retour de boîte de nuit** :

– Allô ? Je vous appelle pour ma copine qui est diabétique et qui a fait un malaise. Elle s'appelle Laura.

– Je m'appelle Mélanie, corrige une petite voix derrière...

Allô, le Samu ? Ma femme veut se suicider avec des médicaments et de l'alcool. J'ai réussi à lui retirer la bouteille de vodka mais, du coup, elle a sauté dans la piscine pour boire l'eau avec les cachets !

LES PERLES DU 18...

« Allô ? J'ai avalé deux pilules de Viagra et mon rendez-vous n'est pas venu, est-ce que c'est dangereux ? »

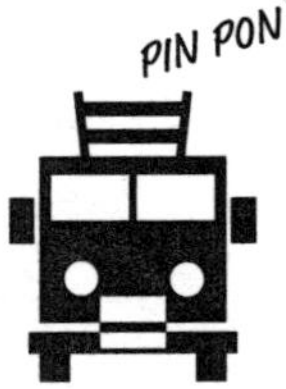

LU DANS LA PRESSE

À Londres, en 2015, les pompiers ont été appelés pour secourir un homme qui se trouvait dans une position des plus humiliantes. Cet homme avait le pénis coincé dans son grille-pain. L'histoire ne dit pas pourquoi, mais nous vous déconseillons, messieurs, de tenter l'expérience.

Maternité

— Est-ce que vous avez pris
beaucoup de poids depuis
le premier trimestre ?

— Oui, justement, va falloir se serrer
la ceinture, me répond le mari.

— Non, monsieur, ce n'est pas
du tout indiqué de faire un régime
quand on est enceinte.

— Mais je parlais de moi !
Regardez mon ventre, j'ai pris
plus de poids qu'elle !

Maternité

Les risques du métier

J'assistais une collègue sage-femme pour un accouchement sans péridurale. La patiente, en plein effort, m'a soudain envoyé un coup de pied avec une force phénoménale.

Résultats des courses : la venue au monde d'une adorable petite fille, et une épaule déboîtée.

La mienne !

SAV maternité

Une jeune maman nous appelle à 4 heures du matin, épuisée :

« Il n'arrête pas de crier, j'en peux plus, je ne dois vraiment pas avoir la fibre maternelle, je vous le rends ! »

Allô le 18 ?

424e appel de M. Olala :

– Urgences pompiers, bonjour...

– C'est M. Olala. Je vous appelle parce que je n'ai plus de traitement.

– Qu'est-ce qui vous arrive aujourd'hui, M. Olala ?

– Ben, je suis bipolaroïd et j'ai des crises flash...

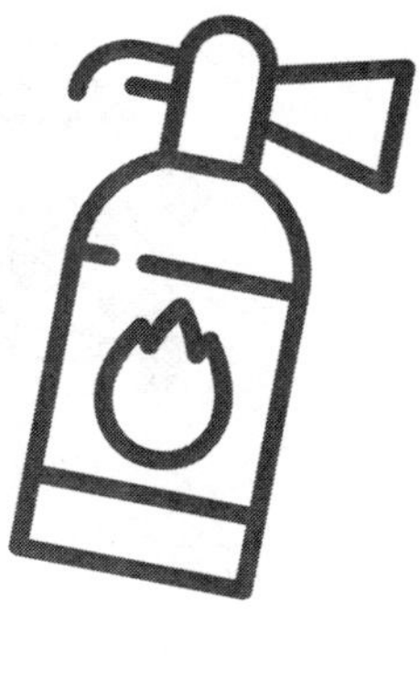

LES PERLES DU 18...

– **Quel est votre âge ?**

– **Voyons, jeune homme,
c'est une question qu'on ne pose pas
à une femme, même blessée.**

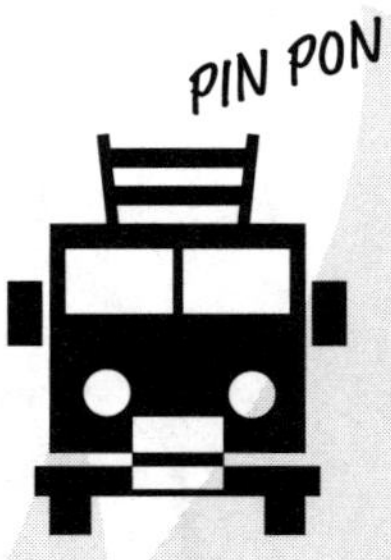

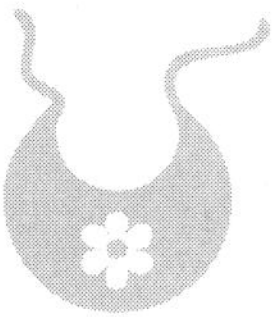

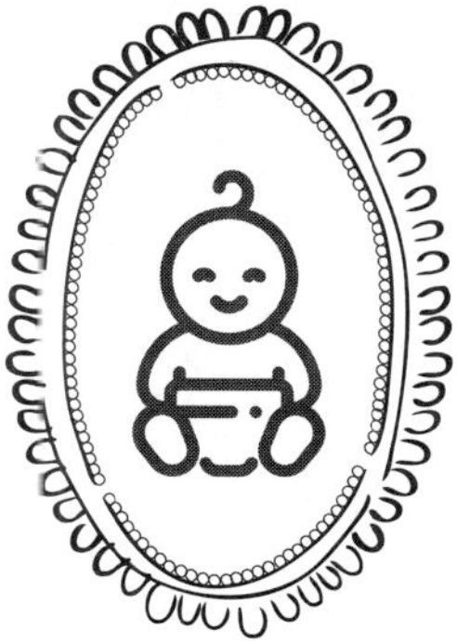

Maternité

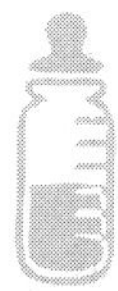

Mamie est d'une humeur de chien

La mère de la jeune maman,
dans la chambre, se met soudain à « siffler »
le bébé. Je la regarde, un peu interloquée.
Elle me répond du tac au tac :

« Ben oui, on lui a donné un prénom
de chien, faut bien que je m'adapte ! »

URGENCES →

– Bonjour, ça fait quinze ans que je prends des anxiolytiques et je pense qu'il me faut une radio du cerveau, il ne doit plus être bien clair !

– Euh, si ça fait quinze ans, ça peut attendre une semaine... Voyez avec votre médecin traitant.

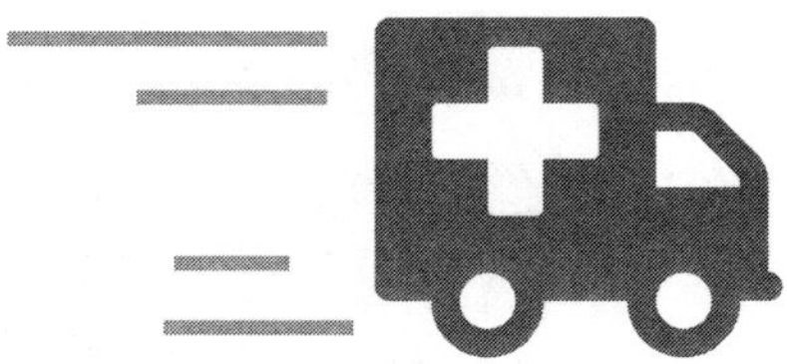

Allô le 18 ?

Une femme appelle pour une amie qui est prise de douleurs au ventre et de nausées, alors qu'elle dîne chez elle. La victime est trop mal pour parler au téléphone. L'appelante indique que son amie est enceinte. L'opérateur lui propose une conférence téléphonique avec un médecin du Samu :

– Madame, ne quittez pas, je vais vous passer un médecin du Samu. Vous êtes sûre que votre amie est enceinte ? C'est elle qui vous l'a dit ?

– Écoutez-moi bien : soit elle est enceinte, soit elle a bouffé un énorme boa avant de venir !

LES PERLES DU 18...

– Ma femme saigne de l'entrejambe.

– Ne vous inquiétez pas, c'est normal chez les femmes.

– Oui, je sais, mais à 75 ans, c'est quand même un peu inquiétant.

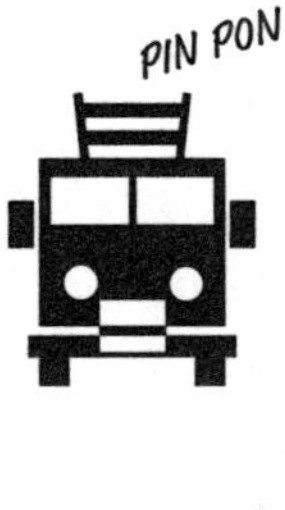

« Je suis tombé sur le trottoir en rentrant de faire les courses, je ne sais pas si je suis couvert de sang ou de sauce tomate. »

URGENCES ➔

Urgences pédiatriques :

Deux petites filles et leurs parents, qui ont l'air furax.

« Vas-y toi, raconte au docteur ce que tu as fait ! » dit le père à la plus grande des filles.

Timidement, elle explique :

– J'ai mis une perle dans l'oreille de ma petite sœur pour voir si elle ressortait par l'autre oreille…

– Mais pourquoi tu n'as pas fait ça directement sur toi ?

– Ben, j'avais peur d'avoir mal !

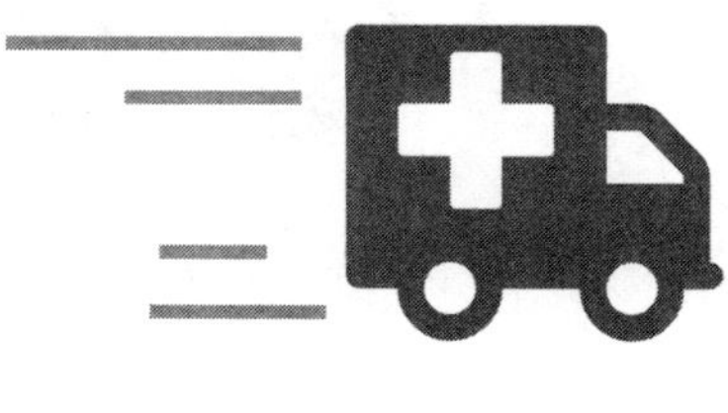

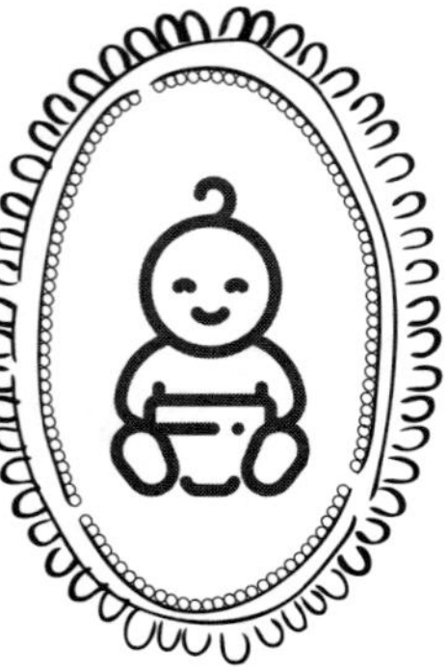

Maternité

Coup de main

Au laboratoire de PMA, au moment de recueillir le sperme :

« Madame l'infirmière, j'y arrive pas, vous pourriez venir m'aider ? »

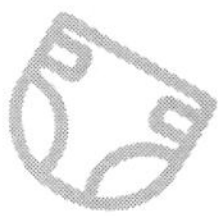

Un air de famille

Un couple a fait garder son bébé à la nurserie pendant la nuit. Au petit matin, le père, rempli de fierté, admire son bébé :

– Qu'est-ce qu'il est beau mon fils... tout le portrait de sa mère.

– Euh, non, le vôtre, c'est celui d'à côté, monsieur...

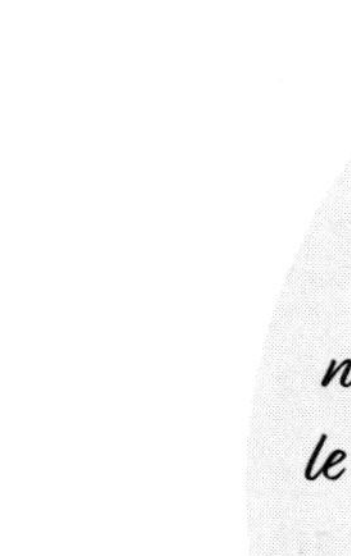

Allô le 18 ?

– Venez vite, il doit y avoir un truc en feu ou quelque chose dans le genre. Je vois de la fumée, un peu blanche, un peu noire.

– On arrive tout de suite. Qu'est-ce qui brûle ?

– Je ne sais pas trop, un truc comme une grange ou autre...

– Bon, ça ne m'aide pas beaucoup. Donnez-moi au moins une adresse... À quelle distance de chez vous, dans quelle direction ?

– Oh c'est par là-bas. Je dirais pas très loin à vol d'oiseau.

Message affiché à l'entrée d'un immeuble :

« Prière de respecter mon travail et d'essuyer vos pieds dégueulasses avant de monter dans les étages. Cela vaut pour les livreurs, les pompiers et tous les autres représentants de commerce.
La concierge, merci ! »

LES PERLES DU 18...

« Allô ? S'il vous plaît, j'ai besoin d'un costume pour une soirée déguisée, pouvez-vous me prêter une tenue de pompier, juste pour ce soir ? »

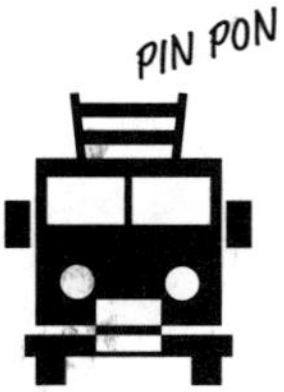

« Allô ? J'ai lu qu'en cas de fuite de gaz, il fallait vous appeler. Mon mari en a eu toute la nuit, c'est une infection ! »

URGENCES →

Au standard du Samu :

– Nous avons enregistré votre demande, un médecin passera chez vous dans la soirée.

– Merci beaucoup. Et est-ce qu'il pourra me prendre un paquet de cigarettes sur le chemin ?

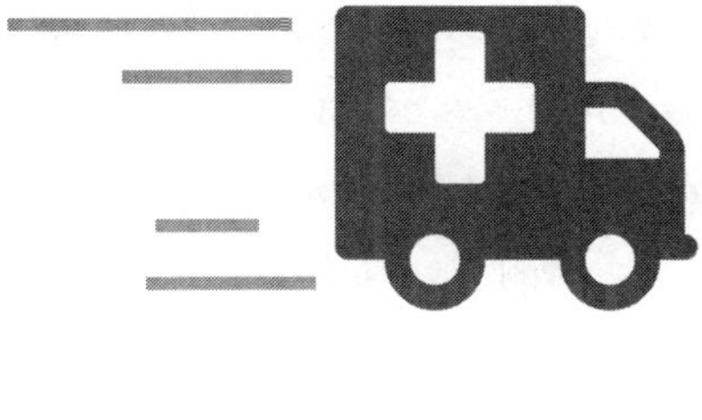

« Mon pacemaker sonne, je l'entends ce matin… »

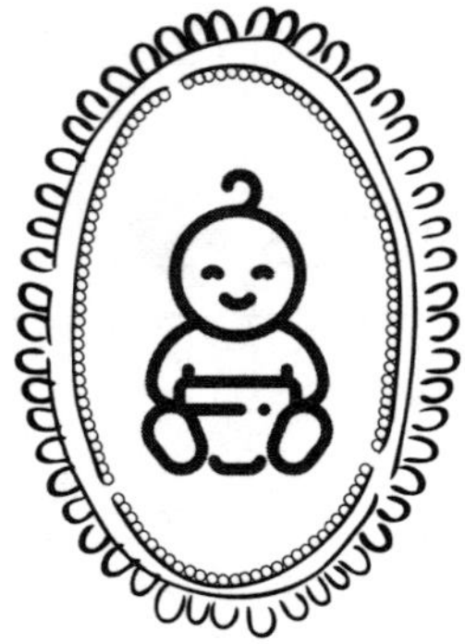

Maternité

Parfum d'ambiance

En salle de travail, je m'extasie sur l'odeur de jasmin qui embaume la pièce. La patiente, radieuse, m'explique, en pointant en direction de son sexe, qu'elle se parfume beaucoup pour que ça sente bon pour son bébé.

Allô le 18 ?

735e appel de M. Olala :

– Bonjour, c'est M. Olala.

– Qu'est-ce qui vous amène encore ?

– Y'a des gens qui jouent aux cartes dans ma tête et ça me dérange. Faut m'aider, s'il vous plaît...

– Et si vous alliez jouer avec eux, M. Olala ?

– Je voudrais bien, moi, mais ils veulent pas m'expliquer les règles.

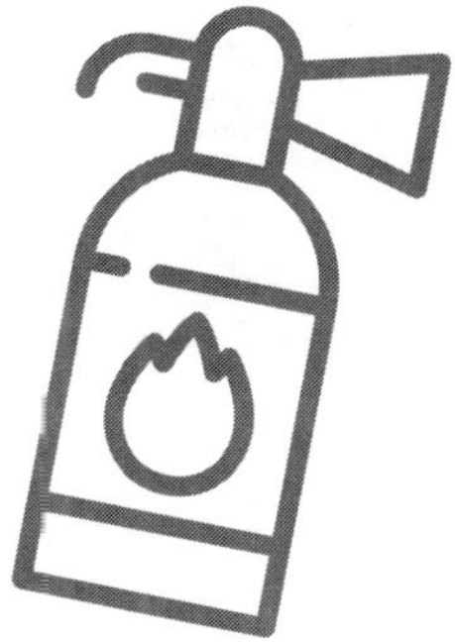

LES PERLES DU 18...

« Allô ? J'ai un ami à moi qui s'est mis, par accident, un sex-toy dans ses fesses et qui n'arrive pas à l'enlever, c'est très douloureux et gênant, enfin c'est ce qu'il m'a dit parce que c'est pas moi, c'est un ami qui demande. Je voudrais… Il voudrait savoir comment faire. »

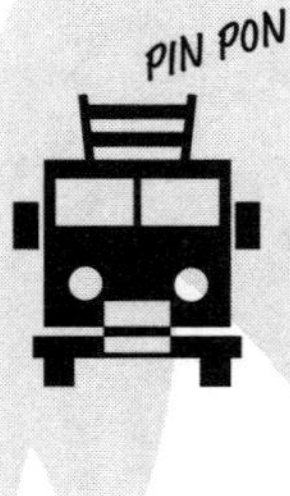

URGENCES

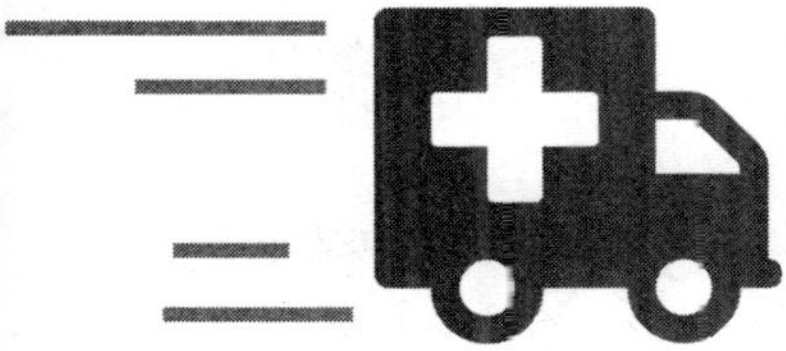

8 h du matin : appel au Samu pour une personne âgée qui ne répond plus à sa porte.

8 h 05 : arrivée des pompiers qui retrouvent une personne en arrêt cardiaque chez elle. Ils effectuent un massage cardiaque et demandent une équipe du Samu en renfort.

8 h 10 : arrivée de l'équipe Samu qui trouve un certificat de décès fait par le médecin traitant à 6 h du matin, laissé sur la table de la cuisine, avec un mot pour la famille.

Maternité

Parfaite synchronisation (des bouchons)

Un 31 décembre, vers 2 heures du matin. J'étais en train de dégager la tête d'un bébé et, exactement au même moment, j'entends une grande déflagration. Je sursaute méchamment. Son papa venait de faire sauter le bouchon de la bouteille de champagne et s'exclamait : « Happy New Year ! »

Rhabillé pour l'hiver

– C'est une grossesse obtenue par FIV, c'est bien ça ?

– Ouais, mon mari a des spermatos complètement débilos…

Allô le 18 ?

– Pourriez-vous déclencher les recherches pour mon fils ?

– Qu'est-ce qui se passe, madame ?

– Il est parti hier soir faire la fête avec ses copains du rugby et je le connais, il boit comme un trou. Vu qu'il n'est toujours pas rentré, je suppose qu'il est tombé dedans !

« Ça urge à la boîte de nuit *Blue Lagoon* ! Y'a une grosse baston et des blessés. C'est la faute du vidangeur à l'entrée : il nous a jetés comme des merdes ! »

DANS LE FEU DE L'ACTION !

C'est pas méchant. Ça saigne quasiment pas. C'est vraiment un petit trou de balle. On peut à peine y mettre un doigt !

Je vous téléphone pour signaler que je viens de percuter un élu du conseil municipal qui était à vélo. Je suis désolé mais il était à contre-jour et j'ai été ébloui par la personnalité.

Nous sommes une famille de quatre personnes, tous non-fumeurs. Est-ce qu'on doit quand même installer un détecteur de fumée ?

La voiture devant nous a d'abord fait une embardée puis un tête-à-queue sur l'autoroute. Mais tout va bien : on a eu plus de morts que de mal !

DANS LE FEU DE L'ACTION !

Allô ? J'ai eu un accident de voiture, j'ai totalement cabossé la voiture de mon mari. Si je suis blessée ? Non, pas encore, mon mari n'est toujours pas au courant pour sa voiture.

Je vous appelle pour savoir si vous pouviez me prêter votre grande échelle, je dois remettre des tuiles sur mon toit.

Allô ? Il y a un félin agressif dans mon jardin et je n'ose pas sortir. Non, pas un tigre, ni un guépard, non, ce serait plutôt un chat. Mais attention, un chat qui me regarde méchamment !

Allô, le 18 ? J'organise l'enterrement de vie de jeune fille de ma meilleure amie et elle fantasme sur les pompiers. Certains sont spécialisés dans le strip-tease, chez vous ?

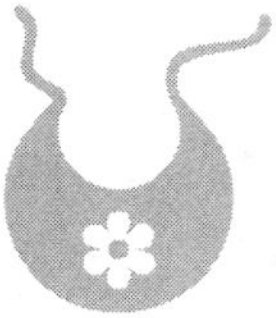

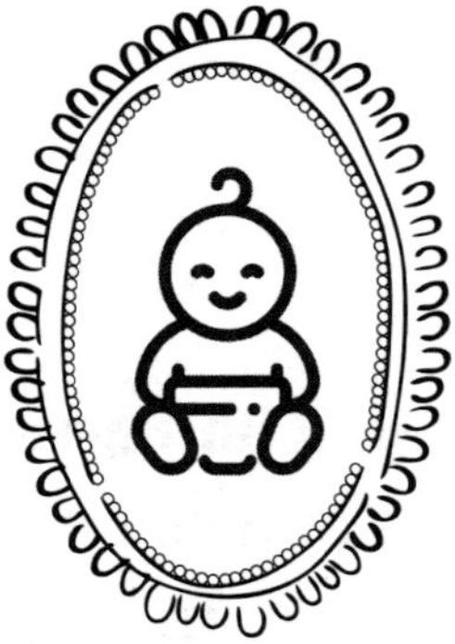

Maternité

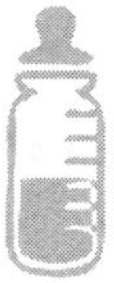

À un couple qui n'arrive pas à avoir d'enfant depuis deux ans, le gynécologue demande :

– Vous continuez de faire l'amour régulièrement ?

– Mais oui, tout le temps ! Au moins une fois tous les trois mois !

Allô le 18 ?

– Mon ami est rentré saoul ce matin. Il s'est écroulé par terre. Il a vomi, il dort… enfin je crois.

– S'il est inconscient et qu'il respire, il faut le mettre tout de suite en PLS… position latérale de sécurité, ça vous parle ?

– Oui, c'est ce que j'ai fait. Je l'ai mis sur le sol de la salle à manger. Ce n'est pas du PVC comme vous avez dit, mais du carrelage, ça ira quand même ?

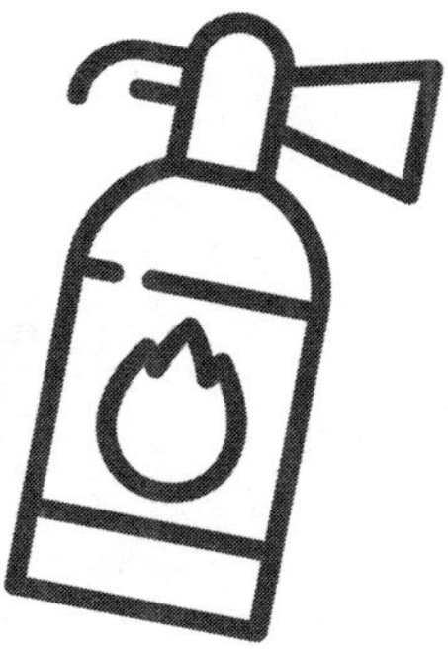

« Il y a eu un carton entre deux bagnoles boulevard Carnot. Bon, rien de grave, mais une des conductrices est complètement historique ! »

LES PERLES DU 18...

– Allô ? Je suis coincé dans un escalator de la galerie marchande.

– C'est-à-dire ?

– Eh bien, l'escalator s'est arrêté et j'attends qu'il redémarre.

– Vous n'avez qu'à monter à pied.

– Ah oui, c'est pas bête.

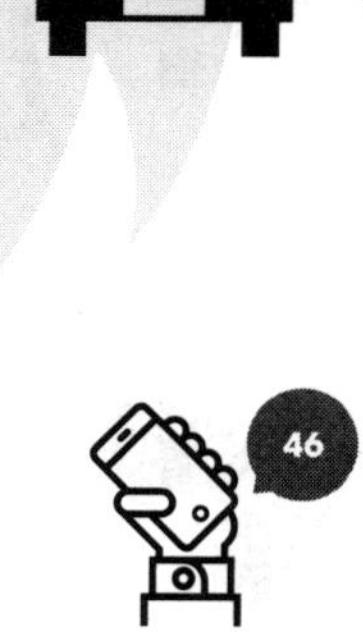

URGENCES ➔

Un habitué du Samu au bout du fil :
« Bon, maintenant vous allez venir me chercher parce que je suis déjà mort deux fois cette nuit et je sens que ça recommence… »

« Bonjour, je suis inquiète car mon petit-fils a un mois et demi et quand il dort, il a les testicules qui gonflent. »

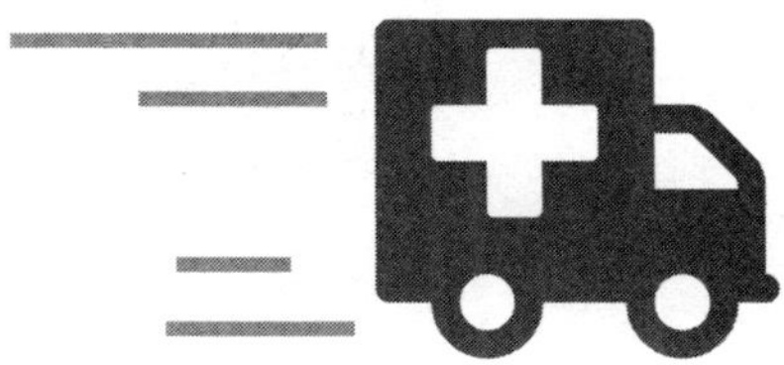

Maternité

Serial géniteur

J'entre dans une chambre, je vois un père. Quelques instants plus tard, je frappe à la porte d'une autre chambre et c'est le même père qui m'ouvre. Je sors de la pièce en me disant que je l'ai déjà vu quelque part. Les auxiliaires me confirment par la suite qu'il est bien l'heureux papa de deux bébés : celui de sa femme et celui de sa maîtresse.

Allô le 18 ?

– Pourquoi est-ce que vous avez cassé ma porte ce matin ? ! ?

– Madame, on est intervenus chez vous parce que votre machine à laver et votre lave-vaisselle débordaient et inondaient tout le deuxième étage. Il y avait aussi un risque de feu électrique dans votre appartement. En votre absence et sans savoir où vous joindre, on a dû forcer la serrure pour entrer.

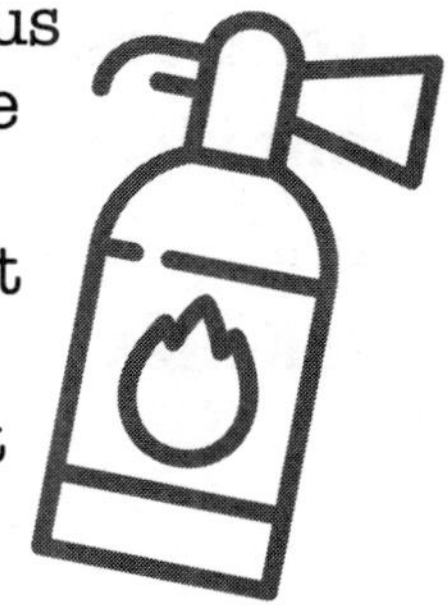

– Et vous ne savez pas lire ? Sur la porte, j'avais laissé un mot disant que les clés sont chez la concierge !

– Allez donc voir sur la porte de votre concierge, vous verrez qu'il est écrit : *« La gardienne est en congé jusqu'au 30 janvier ».*
Vous voyez ? On sait lire !

LES PERLES DU 18...

LU DANS LA PRESSE

La presse anglaise nous apprend que, cette année, les pompiers londoniens ont libéré 18 enfants... dont la tête était coincée dans la lunette des toilettes.

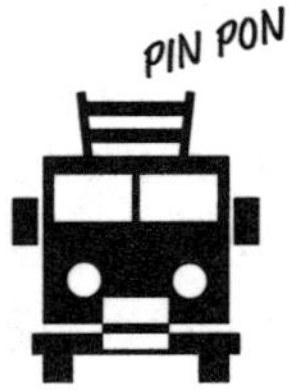

– Est-ce que les fesses sont un muscle ?

– Oui, madame.

– Alors, mon amant m'a fait une déchirure musculaire à l'anus.

URGENCES →

Le papa vient de réaliser l'accouchement de son épouse, en urgence, au domicile. Il demande des secours médicaux.

– C'est un garçon ou une fille ? demande la permanencière.

– Je n'en sais rien, on voit ça comment ?

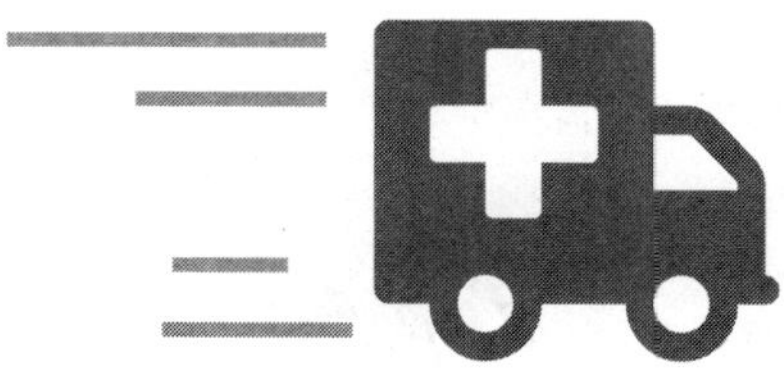

– Donc vous avez du mal à respirer ?

– Oui, je ne sais pas ce que j'ai, je dois avoir une crise d'aérophagie.

Maternité

Le petit prince

— Comment va s'appeler le petit ?

— Prince George de Cambridge.

— Donc George ?

— Non, non, je viens de vous dire le prénom !! Prince George de Cambridge.

— Ah, OK.

Le prénom

Le bébé va s'appeler Marcello. Le père vient me voir et me dit :

« Écoutez, je vous donne un petit billet et on met un autre prénom. »

Allô le 18 ?

– Bonjour, ici c'est le Centre technique municipal. On a un collègue qui s'est fait une méchante entaille au derrière. C'est bien ouvert.

– Et comment il a fait ça, ce monsieur ?

– Il s'est assis cul nu sur le photocopieur pour déconner et la vitre s'est pétée. Il a eu du bol : à 3 cm près, il se coupait une couille !

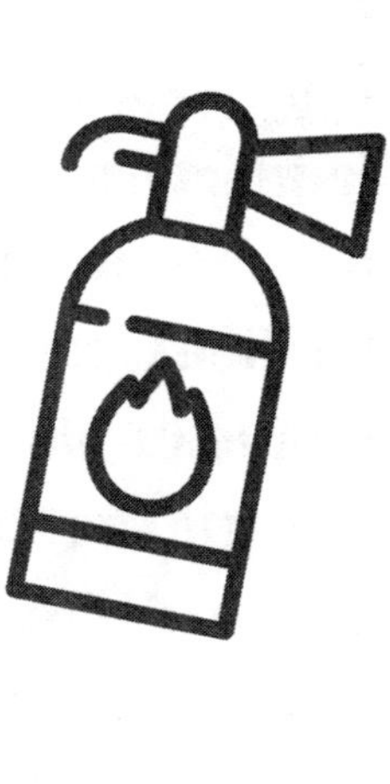

« Ça va vous paraître idiot mais... je suis inquiète... ma chatte est toute bizarre. C'est flippant. Elle est agressive et ne reconnaît plus personne. Même mon mari ne peut pas l'approcher. »

LES PERLES DU 18...

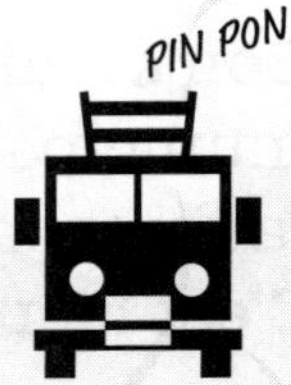

LU DANS LA PRESSE

Pour montrer son amour et sa fidélité à son épouse, un jeune marié, résidant à Liuzhou, en Chine, a glissé sa bague de mariage autour de son pénis. Puis il a tenté à plusieurs reprises de la retirer. En vain. Il est resté coincé deux jours ainsi à souffrir le martyre, avant de se résigner à alerter les secours. Les pompiers, arrivés sur les lieux, ne sont pas parvenus à retirer l'anneau. Ils ont dû transporter le jeune homme, âgé de 18 ans, à l'hôpital. Les médecins lui ont d'abord placé une poche de glace sur le sexe puis, avec une pince, ils ont réussi à couper l'alliance sans blesser le jeune homme.

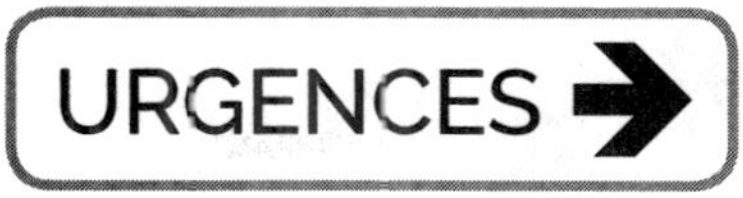

Un patient est installé dans un box aux urgences. Le médecin entre.

– Alors, monsieur, que vous arrive-t-il ?

– J'ai des douleurs à ma glande *tyrolienne* (thyroïde) !

– Votre glande tyrolienne ?? C'est-à-dire ?

– Docteur, je ne vais pas vous apprendre votre métier ?! C'est la boule qui dirige tout !

– Je vois… la glande thyroïde.

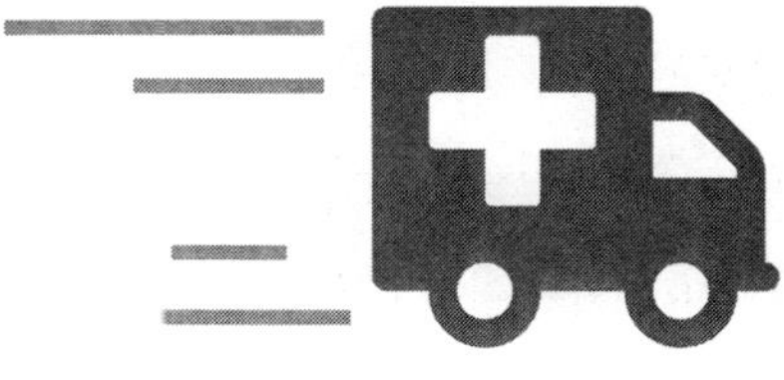

Maternité

Aux urgences gynécologiques

Une jeune femme se plaint de douleurs. On l'examine et on découvre un tampon. La patiente s'exclame :

« Oh merde ! Ça doit faire deux semaines, au moins, qu'il est là ! »

Allô le 18 ?

– C'est pour une dame qui fait un malaise à l'arrêt de bus...

– Vous êtes à quelle adresse, mademoiselle, quelle ville, quel arrêt de bus ?

– On est à Pau mais je ne connais pas l'adresse. Je ne suis pas d'ici.

– Donnez-moi le nom de l'arrêt de bus alors...

– C'est écrit : « JC Decaux ».

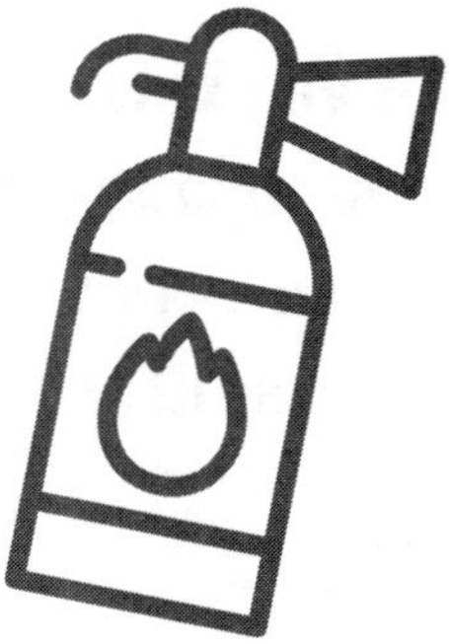

LES PERLES DU 18...

« Allô ? Une épaisse fumée noire sort de ma cuisine...

Au temps pour moi, c'est ma femme qui cuisine. »

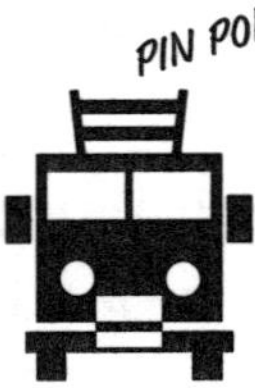

« Je crois que ma piscine est en train de prendre feu. Il y a de la fumée qui s'en échappe. De la vapeur d'eau, vous dites ? Oui, c'est possible. »

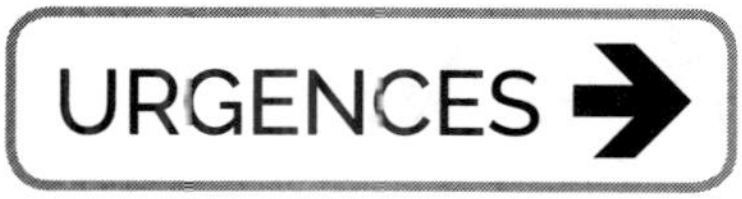

Bilan ambulancier :

– Le patient a fait une chute,
il a perdu beaucoup de sang.

– Mais il saigne où ?

– Attendez, je regarde… *(Long blanc…)*

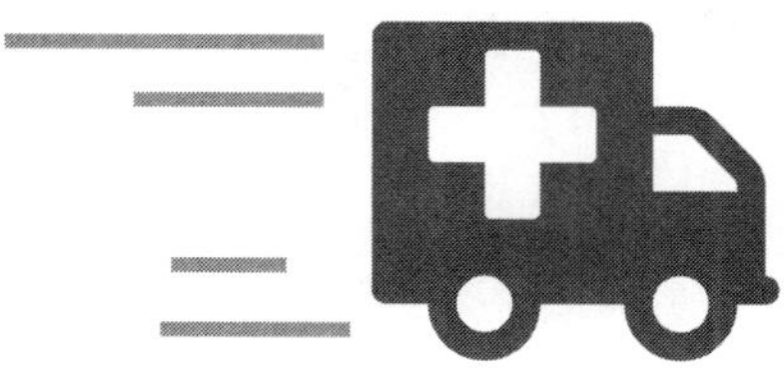

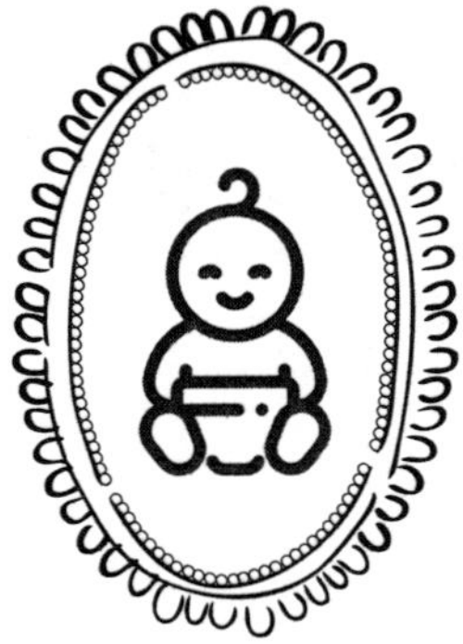

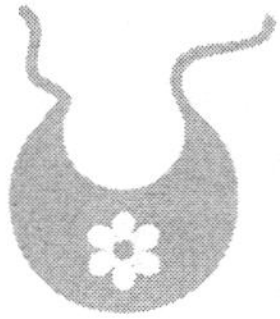

Maternité

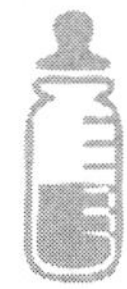

Un heureux événement (inespéré)

Une de mes patientes est devenue une heureuse maman à l'âge de 52 ans. Un an plus tôt, son gynécologue avait été formel : ménopausée, elle pouvait arrêter la pilule, elle ne pourrait plus jamais avoir d'enfant.

Allô le 18 ?

Un barman appelle les secours pour un client qui s'est coupé profondément avec un verre :

– Je vous envoie une ambulance. En attendant, pouvez-vous faire un point de compression sur la plaie ?

– Eh, oh... Je le connais pas ce type ! Pourquoi vous voulez que je lui fasse mal ?

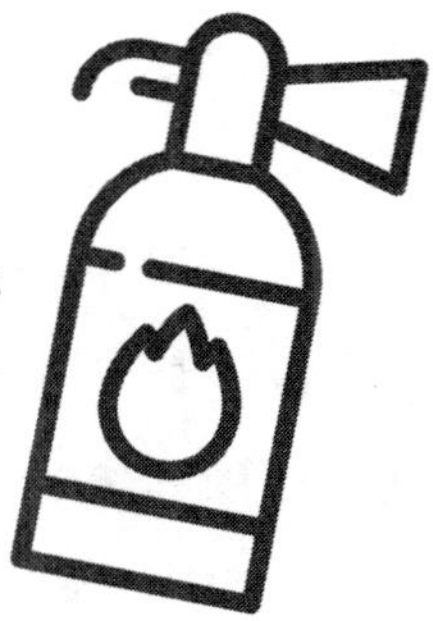

– On vous a appelé tout à l'heure pour un gars qui gueulait et se baladait avec une machette dans la rue.

– Oui, y'a du nouveau ?

– C'est pour vous dire que ce n'est pas la peine d'envoyer la police. Avec mes potes, on l'a désarmé sans faire pleurer le sang.

LES PERLES DU 18...

LU DANS LA PRESSE

En juin 2014, un jeune étudiant américain, voulant faire un selfie dans une statue en marbre représentant un vagin, s'est vu dans l'impossibilité d'en sortir. Vingt-deux sapeurs-pompiers ont été mobilisés pour pouvoir extraire le jeune homme de ce vagin géant.

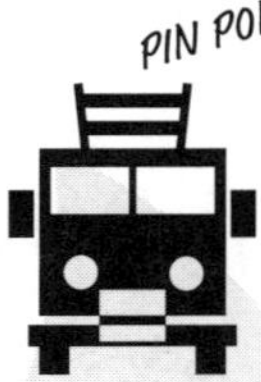

« Allô ? Il y a un joueur de foot qui vient de se blesser, il a l'air d'avoir mal, il se roule sur la pelouse, j'ai l'impression qu'il souffre. L'autre joueur vient de se prendre un carton jaune. Ah non, il va mieux et vient de se relever. Du coup, c'est pas la peine de vous déplacer. »

URGENCES ➔

Appel émanant d'un médaillon d'alerte :

« Centre 15, bonjour. »

Pas de réponse.

« Madame, vous m'entendez ?
Que se passe-t-il ? Vous avez déclenché votre médaillon... »

Petite voix enrouée de mamie au bout du fil :

« Oui, je suis aux toilettes,
et il n'y a plus de papier ! »

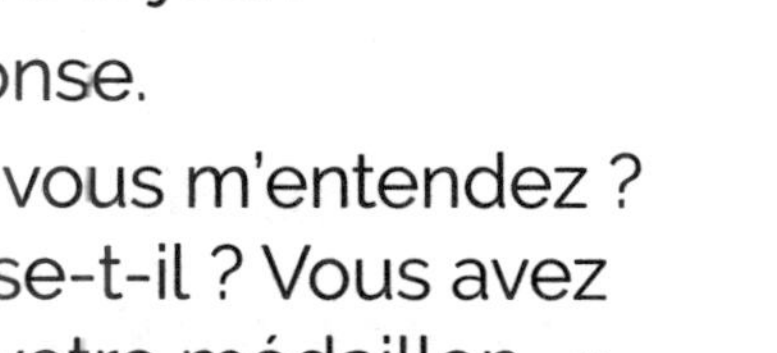

Maternité

Complètement débordée

En consultation de suivi gynécologique, j'annonce à ma patiente qu'elle est enceinte. Elle me répond, super-blasée :

« Ah non, là, désolée, ça ne va pas être possible, ça ne m'arrange vraiment pas ! »

Allô le 18 ?

« J'ai fait une chute à ski hier. Depuis, j'ai une douleur intercoïtale. »

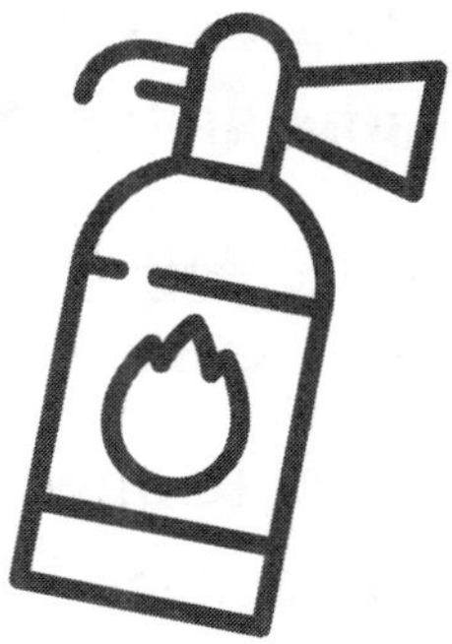

– Je vous ai appelé il y a 5 minutes pour un feu de poubelle...

– Oui et... ?

– Votre collègue m'a demandé plus de renseignements : alors la poubelle en question, c'est une Renault 21 Nevada.

LES PERLES DU 18...

– Allô ? Je vous appelle pour un dégât des eaux, il faut vite m'envoyer une ambulance.

– Une ambulance ? Pour un dégât des eaux ?

– Oui, je suis enceinte et je viens de perdre les eaux.

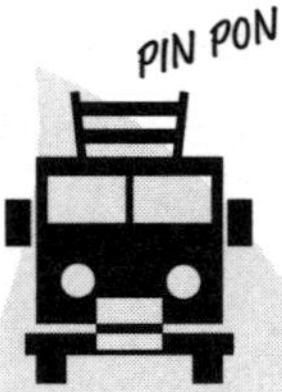

« Allô ? Il y a une personne qui vient de faire un malaise. Quoi ? Son sexe ? J'en sais rien, on n'est que collègue de travail, j'ai jamais vu son sexe, mais je dirais épilé. »

URGENCES ➔

– Centre 15, bonsoir, je vous écoute…
– Oui, bonsoir, j'ai un petit problème.
– Oui, mais encore…
– Ben, je sais pas trop comment le dire…
– Simplement ?
– OK, bon voilà, je vous appelle parce que je viens de coincer mon préservatif dans ma conjointe, du coup, je voudrais savoir quelles sont les conséquences ?

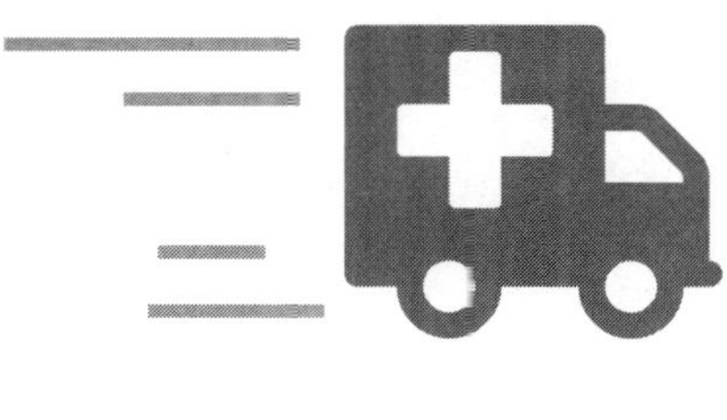

Maternité

Y a des hôtels pour ça !

Le pédiatre toque, entre dans la chambre et découvre les jeunes parents en pleins ébats. Il s'exclame aussitôt :

« Bon, bah, je repasserai plus tard, hein ? ! »

Allô le 18 ?

« Combien ça coûterait pour qu'une ambulance de chez vous vienne nous chercher dimanche matin, vers 7 heures, à la sortie du Macumba ? On est trois et on préfère ne pas reprendre la voiture pour rentrer… »

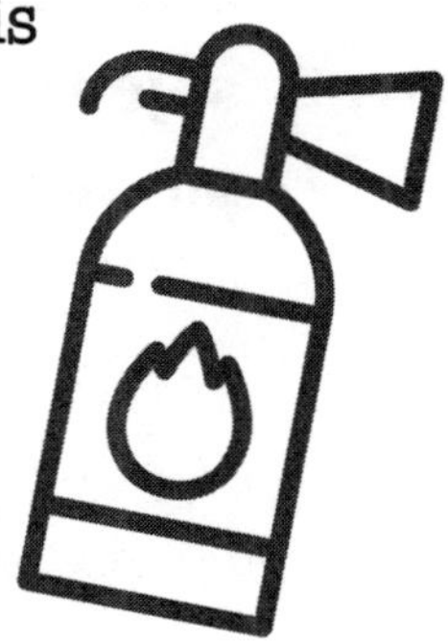

Une jeune fille appelle les pompiers pour son ami qui se sent mal :

« Vous pouvez venir le chercher ? Hier, il s'est mis minable : il a picolé comme un pompier. Vous voyez le genre ? »

LES PERLES DU 18...

« J'ai besoin d'un service, j'ai raconté à ma femme que je me suis fait renverser hier soir, que j'ai passé la nuit aux urgences et que c'est pour cela que j'ai découché, si je vous la passe, vous pouvez confirmer mon alibi ? »

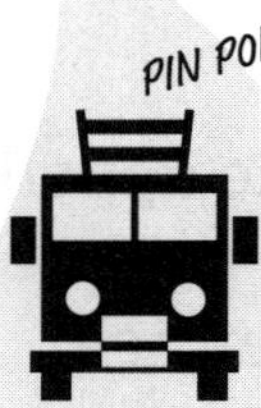

URGENCES ➔

– Vu que vous ne voulez pas envoyer d'ambulance pour mon mari, il a appelé les pompes funèbres pour leur demander de venir le chercher !

– Ah bon ? Mais qu'est-ce qu'ils lui ont répondu ?

– Eh bien qu'il fallait qu'il les rappelle une fois qu'il sera mort.

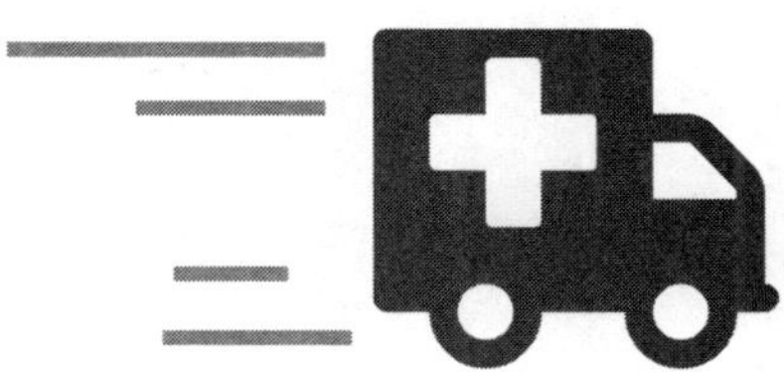

La plus belle des aventures

J'aimerais qu'on me pose un stérilisateur (stérilet).

J'ai passé ma chorégraphie (échographie) il y a une semaine.

Une patiente à qui on prescrit des bas de contention s'exclame : « Ah oui, c'est pour favoriser la montée du lait (du sang !). »

Lors de mon premier accouchement, tout s'est bien passé, mais on m'a quand même fait une épidémie (épisiotomie).

La plus belle des aventures

Le divin enfant

Un 25 décembre, je demande à de jeunes parents comment ils ont décidé d'appeler leur bébé. Quand ils me répondent « Jésus », j'éclate littéralement de rire. Un silence gêné s'ensuit... Ce n'était pas une blague.

La chaîne du froid

En maternité, un papa nous appelle :

« La traite est terminée, que fait-on du lait ? »

La goutte de trop…

Alors que la patiente est contractée et souffre dans la salle d'accouchement, son mari, complètement perdu, veut bien faire et ne cesse de la « rafraîchir » avec le brumisateur. Elle le remercie d'une grosse gifle en retour.

Urgence vestimentaire

En maternité, une femme nous appelle à 3 heures du matin :

« À partir de quand ma petite pourra-t-elle porter des robes ? »

LES PERLES DU 18...

– Je n'arrive pas à dormir, j'ai des palpitations.

– Vous dormez comment d'habitude ?

– Toute nue.

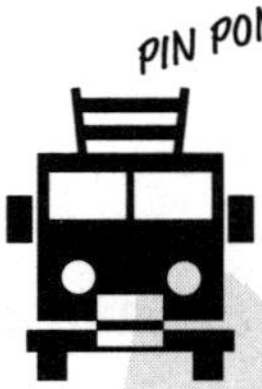

« Allô ? Je me suis pris un poteau en pleine gueule. Je crois que je me suis pété le nez et les narines. »

URGENCES ➔

Échange avec le Samu :
Un homme appelle pour sa compagne, enceinte de 9 mois et qui a des contractions.

– Mais vous nous avez déjà appelés hier, avec le même numéro, pour une femme de 20 ans, enceinte de 4 mois ?

– Parlez moins fort, cette fois, je suis avec mon épouse !

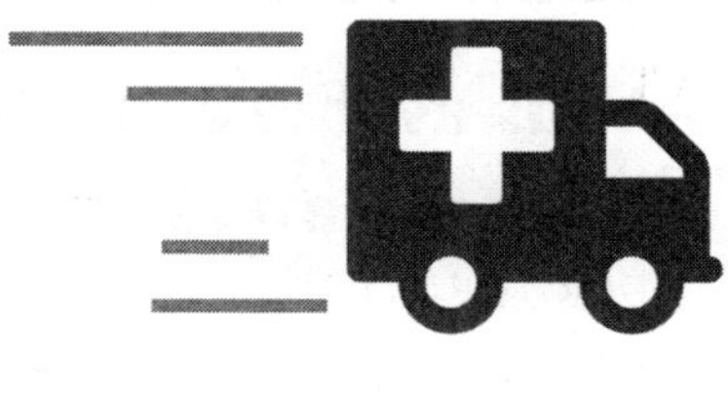

LES PERLES DU 18...

– Allô ? On dit infractus ou infarctus ?

– Infarctus, madame, pourquoi ?

– Parce que je crois que mon mari est en train de faire un infarctus.

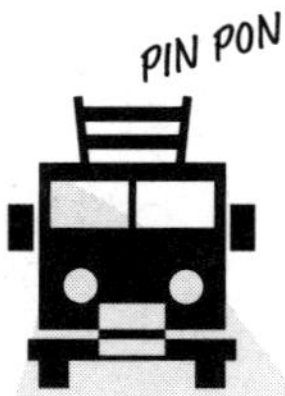

– Je souffre d'une hernie fiscale.

– Vous avez mal aux fesses depuis que vous avez reçu vos impôts ?

URGENCES ➔

La patiente à l'équipage Samu qui arrive :

« Hier, il y a eu une coupure d'électricité. Depuis, j'ai la sensation que mon pacemaker ne marche plus correctement ! »

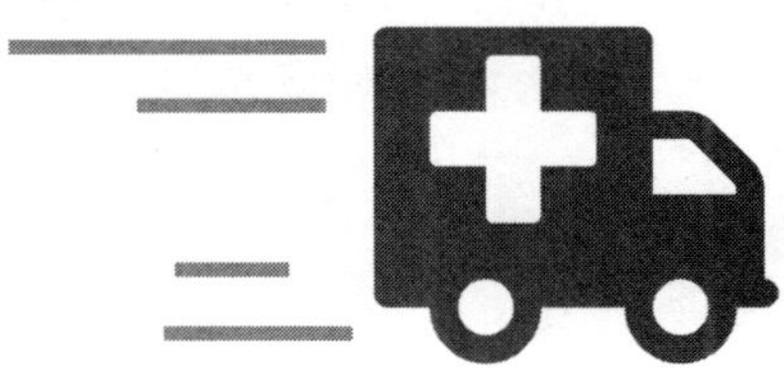

Maternité

Premier rendez-vous

La sage-femme annonce au père que la naissance est imminente. Paniqué, le père supplie :

« Laissez-moi, au moins, prendre une douche d'abord, mon fils ne peut pas me voir comme ça ! »

« Alors, d'après mes calculs, vous devriez accoucher le 23 août. »

Réponse du tac au tac de la future maman, impassible : « Il n'en est pas question ! Je ne m'entends pas du tout avec les natifs de la vierge ! »

Allô le 18 ?

– Allô, les pompiers ? Mon voisin appelle au secours !

– Vous pouvez aller voir ce qui se passe ?

– Non, j'y vais pas, c'est un gros con !

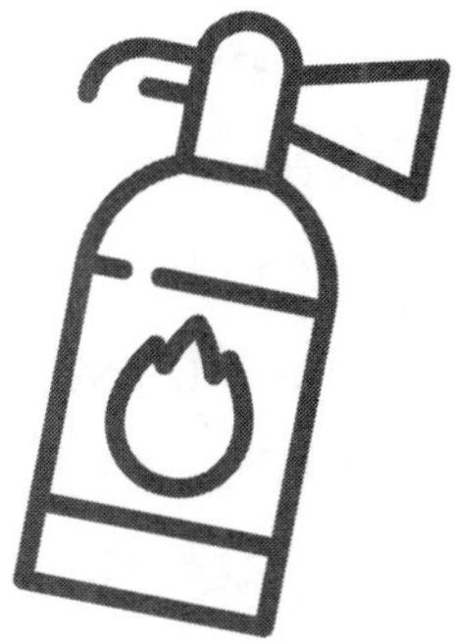

– Je vous appelle pour vous signaler un homme louche qui rôde dans le parc Montbeau.

– Ne quittez pas, je vais vous passer la police. Vous avez un signalement ?

– Oui... enfin un peu, j'ai juste vu qu'il était de nationalité noire.

LES PERLES DU 18...

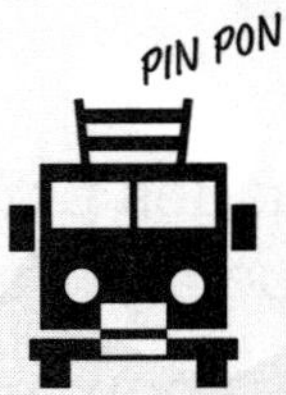

« Je suis désolée de vous déranger, c'est la première fois que j'appelle les pompiers, je sais que vous êtes très occupés et que vous faites un travail extraordinaire, d'ailleurs chaque année, j'achète vos calendriers... Dites-moi si ça vaut la peine de vous déplacer ou pas, mon mari est cardiaque et se tord de douleur, il a mal au thorax. »

URGENCES →

Un grand classique, au moment du bilan radio :

« Je suis en présence d'un homme de sexe masculin… »

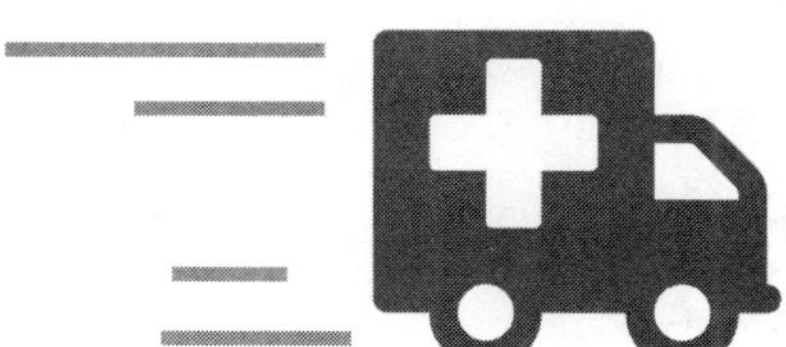

Maternité

Recette italienne

Une sage-femme entre dans la chambre de sa patiente qui a perdu les eaux et attend pour accoucher. Le lit est vide, mais des bruits proviennent de la salle de bains. Alors qu'il chevauche sa femme, le futur papa explique, un peu penaud :

« Euh oui, on nous a expliqué que le déclenchement à l'italienne favorisait les contractions ! »

Allô le 18 ?

Appel à 4 heures du matin :

– J'ai laissé mes clés à l'intérieur et je suis coincé dehors.

– Désolé, mais sans notion d'urgence, nous n'intervenons pas. Il faut appeler un serrurier ou trouver une autre solution. Personne dans votre entourage n'a un double des clés ?

– Si, mes parents…

– Et ils sont où, vos parents ?

– Ben, chez moi justement.

– Alors pourquoi vous ne sonnez pas ? !

– Mais ils dorment ! Si je les réveille, ils vont flipper ! Vous avez vu l'heure ?

LES PERLES DU 18...

– Monsieur, calmez-vous, gardez la tête froide.

– OK, je viens de la mettre dans le frigo. Qu'est-ce que je fais ensuite ?

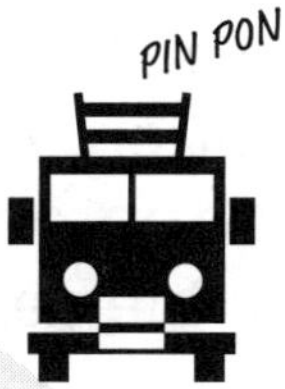

– Allô ? Il y a un homme noyé dans le lac.

– Vous êtes sûr qu'il est noyé ?

– Soit il est noyé, soit il est super-bon en apnée.

URGENCES →

– Le Samu, bonjour...
– Bonjour, je voudrais un médecin.
– Oui, bien sûr, c'est pour vous-même ?
– Non, non.
– C'est pour qui ?
– C'est pour moi.

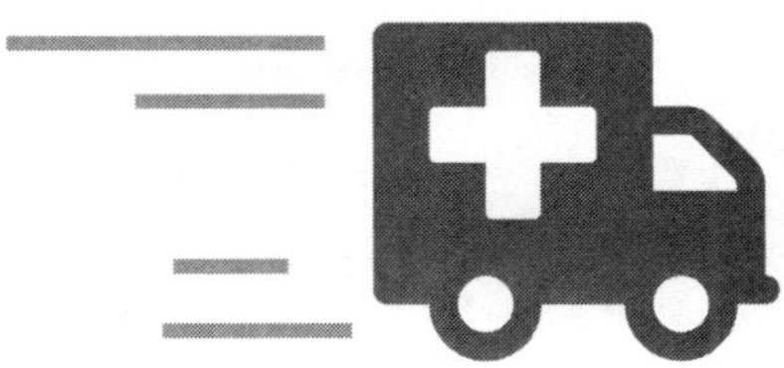

Maternité

Surprise !

Au moment de l'accouchement, je sors la tête du bébé. Voyant qu'elle est toute noire, je m'étonne :

– Ah, je ne savais pas que vous aviez des origines étrangères dans la famille.

– Il n'y en a pas ! répond le père, glacial.

Allô le 18 ?

– Je me suis brûlé le bras en repassant une chemise.

– Faites couler de l'eau froide tout de suite et mettez votre bras sous le jet d'eau pendant dix bonnes minutes et...

– Attendez, attendez... Faut que j'enlève ma chemise.

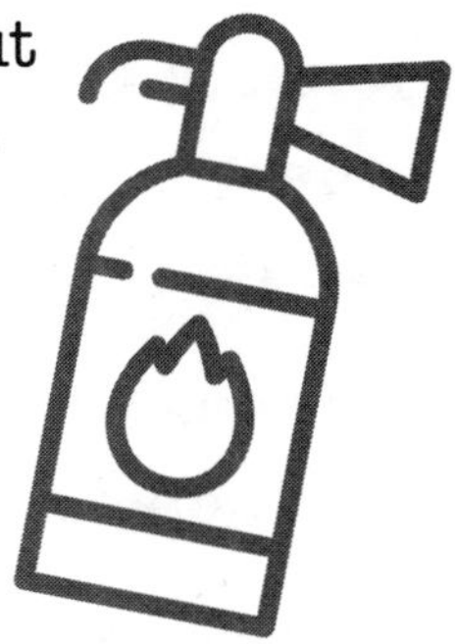

– Je suis en présence d'une personne inconsciente de sexe indéterminé...

– Demandez-lui d'ouvrir les yeux, de vous serrer la main...

– Madame, monsieur, vous m'entendez... ?

LES PERLES DU 18...

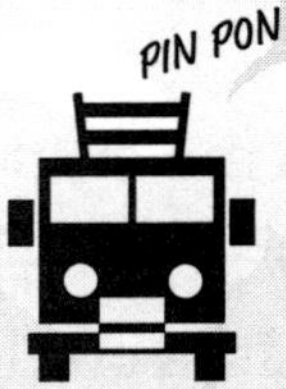

BLAGUE DE POMPIER

Deux amis sirotent tranquillement un café au bar, lorsque la sirène des pompiers retentit. Brusquement, l'un des deux se lève et dit :

– Excuse-moi, le devoir m'appelle.

– Je ne savais pas que tu étais pompier volontaire.

– Moi non, répond l'homme, mais le mari de Claudia, si !

URGENCES ➔

– Allô, ici le Samu,
je vous écoute.

– Bonjour,
je vous appelle
car je ne
voudrais pas
déranger les
pompiers…

Aux urgences :

Un patient hurle de douleur dans la salle d'attente, se roule par terre, puis fait un malaise.

Une fois dans le box,
il va beaucoup mieux :

« Non mais ça va pas trop mal, en fait, j'ai amplifié le truc pour être pris en charge en premier… »

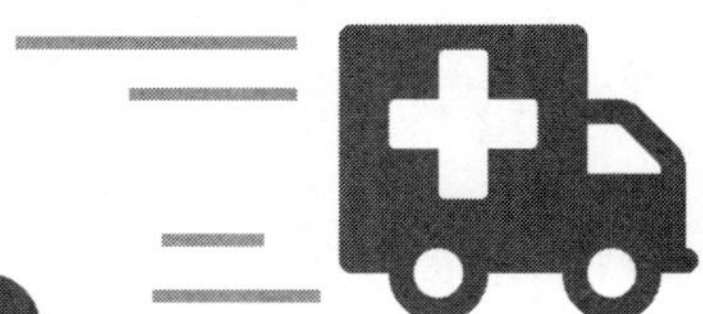

Maternité

Signaux de fumée

Dans un box d'urgence, une femme a dépassé son terme et ne contracte toujours pas. On la retrouve les jambes écartées face à un bâton d'encens. On éteint direct l'encens (risque d'explosion des machines !). Le couple plaide non coupable : « On a lu hier dans un guide, que ça faisait venir le bébé plus vite. »

Vous pouvez répéter la question ?

Après une césarienne, je demande à ma patiente :

« Vous avez des gaz ? »

Elle me fait les yeux ronds.

— Vous pétez ?

— Oui, un max !

Allô le 18 ?

893e appel de M. Olala :

– C'est M. Olala.

– Oui. Je vous ai reconnu. Et cette fois-ci, qu'est-ce qui nous vaut l'honneur ?

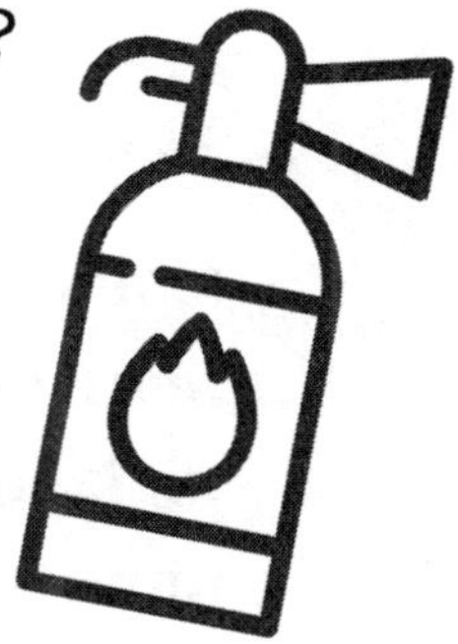

– C'est pour dire que la semaine dernière, j'ai avalé soixante cachets de Doliprane.

– Et pourquoi vous avez fait ça, M. Olala ?

– Ben... pour pas avoir mal à la tête pendant soixante jours !

LES PERLES DU 18...

– Je me suis coupé le pouce.

– OK, c'est grave ?

– Bah oui, surtout que j'ai
l'habitude de faire du stop.

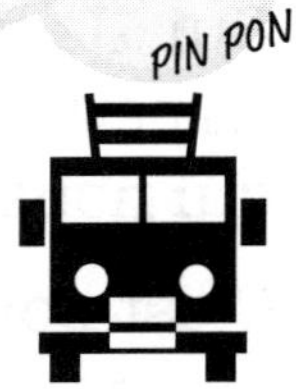

– Je vais mal.

– Monsieur Martin,
pour la troisième fois
de la journée, c'est un numéro
pour les urgences.
Cessez de l'encombrer.

– Mon genou est étrange.

– C'est-à-dire ?

– Il change de forme selon
que je lève ma jambe ou pas.

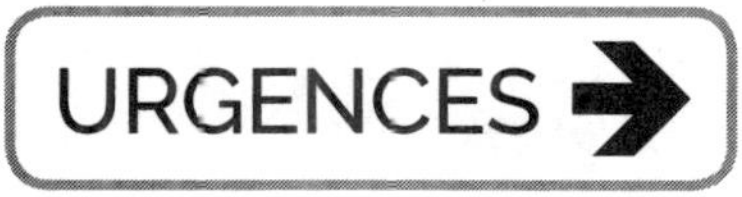

À la maternité, une maman vient allaiter son bébé.

Au moment, où elle s'installe, l'infirmière lui dit : « Avant, il faut peser pour voir ce que votre enfant va prendre. »
La maman se relève, sort son sein et… le met sur la balance !

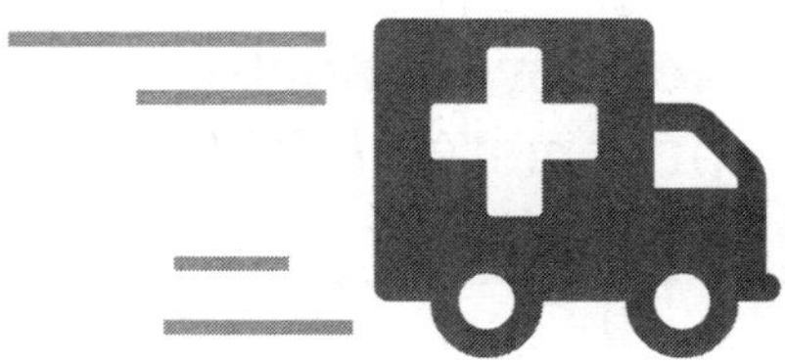

Échange au Samu :

« Mon petit ami vient de rompre avec moi. Comme je ne voulais pas qu'il parte, j'ai mis les clefs du studio dans mon vagin. Ne vous inquiétez pas, elles sont ressorties, mais maintenant c'est très douloureux… »

Ça sent le roussi !

Un pompier en intervention passe un message par radio au Centre 15 du Samu :

– Transportons un sexe masculin de 34 ans vers le centre hospitalier de Pau.

– Vous transportez aussi son propriétaire ? interroge l'opérateur.

Mon mari est sous respirateur artificiel. Comme il est devenu très bruyant, je voulais savoir si je peux le débrancher pour la nuit ?

– Inutile de vous pointer avec vos calendriers cette année.

– Pourquoi donc, monsieur, qu'est-ce qui se passe ?

– C'est pas de votre faute à vous, mais l'an dernier, quand votre collègue est passé pour vendre ses calendriers... eh bien, deux mois plus tard, ma femme s'est barrée avec lui en me laissant le clebs ! Donc, cette année, vous m'oubliez !

Ça sent le roussi !

« J'ai fait une promesse à mon fils. Je lui ai dit que s'il était sage, les pompiers viendraient et déploieraient leur grande échelle jusqu'à l'appartement. Ça vous embête de venir ? Je ne veux pas passer pour une maman menteuse. »

Question d'un régulateur du Samu à une jeune femme qui appelle pour son conjoint mal en point :

« Décrivez-moi précisément comment il est : il a les yeux mi-clos ou à moitié ouverts ? »

Appel d'une dame en panique :

« On est en randonnée sur le GR10, au sentier des Crêtes. On pique-niquait et mon beau-frère s'est fait mordre par un petit serpent. On l'a allongé, mais il ne se sent pas très bien. On doit faire quoi, on n'a rien pris : pas de trousse de secours, pas d'aspi-venin... vous nous conseillez de le sucer ou bien ? »

LES PERLES DU 18...

LU DANS LA PRESSE

En janvier 2013, Ken, un Anglais de 64 ans, a appelé les pompiers après avoir tenté de faire l'amour à un bonhomme de neige. Ce dernier a été transporté aux urgences de l'hôpital de Blackburn (ce n'est pas une blague) pour des engelures sur le sexe.

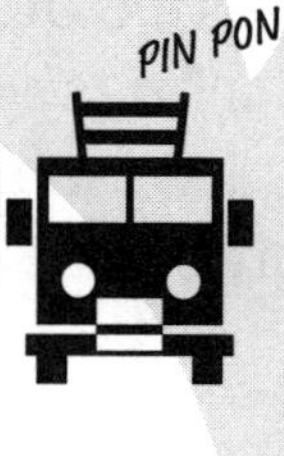

Maternité

Parfum d'enfance

Avant son examen de suites de couches, une maman enlève sa culotte dans laquelle il y a un tee-shirt roulé en boule. Je la regarde, interloquée. Elle m'explique :

« C'est pour le donner à mon bébé pour qu'il ait mon odeur. »

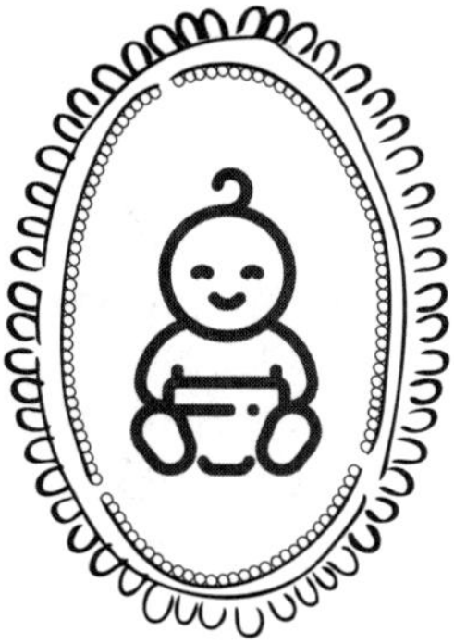

Maternité

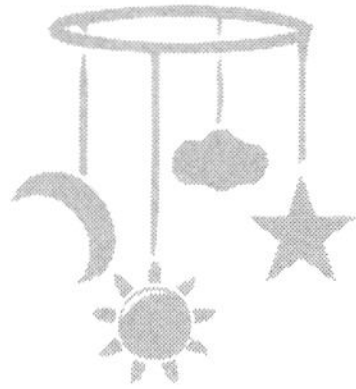

Plus jamais ça !

Je croise un couple dans les couloirs qui rentre à la maison avec leur bébé et l'aîné. « Bon retour et au plaisir de vous revoir bientôt ! »

L'aîné répond :

« Non ! On veut pas vous revoir parce que quand papa et maman viennent ici, on repart avec un bébé ! »

— Pour ce qui est de la conception ?

— Sur le canapé du salon.

— Je ne parlais pas du lieu, mais de la date. :)

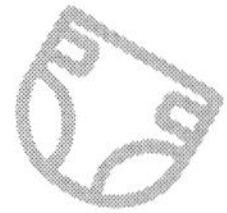

URGENCES ➔

– Bonjour, je viens parce que je m'urine dessus depuis trois semaines.

– Vous avez consulté votre médecin traitant ?

– Ben je ne l'ai pas vu, mais je viens aux urgences parce que je vomis aussi la nuit !

– Depuis quand vous vomissez ?

– Trois ans, mais là, ça m'empêche de dormir...

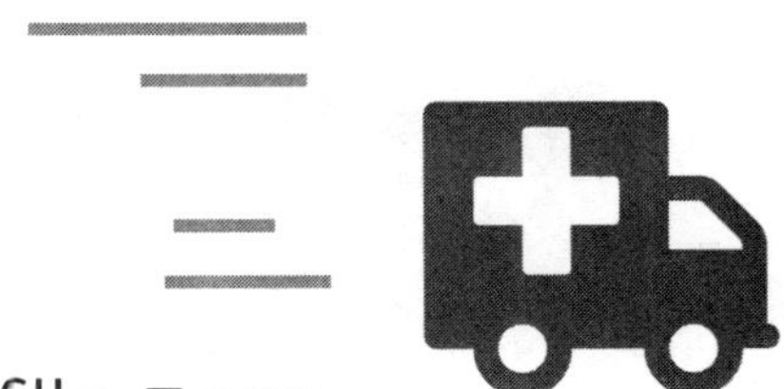

Une petite fille, 7 ans, parle du « peace maker » de sa grand-mère...

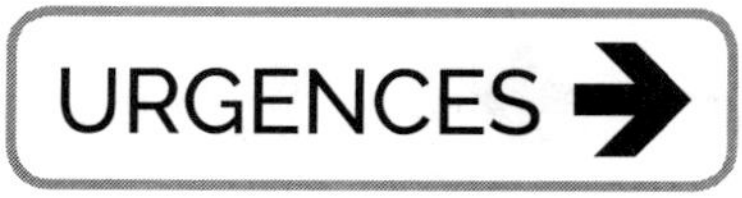

Aux urgences, une femme est allongée sur un brancard avec son mari qui veille à ses côtés.

– Docteur, ma femme a fait une tentative de suicide par médicaments.

– Que s'est-il passé ?

– Elle vient de se faire plaquer par son amant.

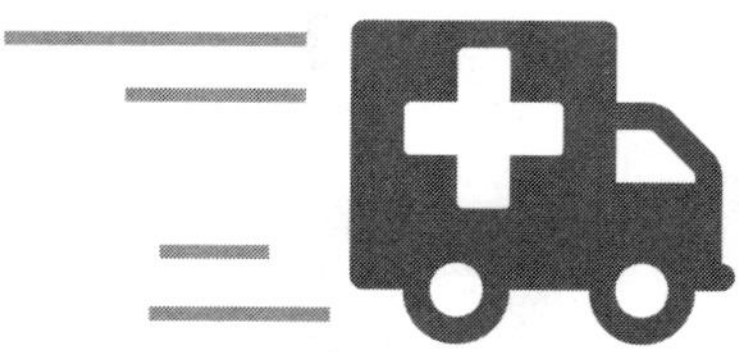

« Avant, je buvais de la bière, j'étais alcoolique. Maintenant, je bois du Fanta, je suis fantastique. »

LES PERLES DU 18...

« Je vous appelle juste pour vérifier que mon nouveau téléphone fonctionne, je suis désolé de vous déranger mais vous êtes le seul numéro que je connaisse par cœur. »

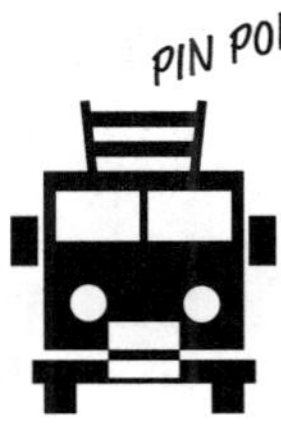

La plus belle des aventures

Lors d'une séance de rééducation du périnée, je demande à ma patiente de contracter et une crotte tombe sur mes pieds…

« Euh, là, je crois que vous avez poussé. »

« J'ai un petit souci, j'ai comme une balle entre les fesses. »

Eh oui, ça s'appelle une hémorroïde.

Sa langue a fourché

« On m'a fait une fellation (fécondation) in vitro. »

– Vous buvez toujours de l'alcool ?

– Ah non, j'ai arrêté ! Juste de la bière et du cidre.

Une femme est en travail depuis douze heures, sans péridurale. Pendant tout ce temps, le futur papa reste obsédé par sa petite brûlure au doigt (qui le fait tellement souffrir !).

Panic room

En plein travail, une dame va aux toilettes. On entend soudain des hurlements :

« Au secours ! Aidez-moi, je suis coincée… je vais accoucher là ! »

On s'y précipite à quatre, mais on n'a pas la clé pour ouvrir… On finit par défoncer la porte. On découvre qu'elle a juste emberlificoté la perf autour du robinet.

Va falloir se détendre un peu...

Appel de parents paniqués sur mon répondeur :

« Au secours, venez vite, notre bébé pleure depuis un quart d'heure ! »

Papa où t'es ?

Lors de la première consultation de grossesse, je demande à la maman :

– Et le papa ?

– Il y en a un, oui, mais quant à savoir lequel, aucune idée !

LES PERLES DU 18...

– Je me sens très faible.

– Combien avez-vous comme tension ?

– Oh, très peu, dans les 400 euros par mois.

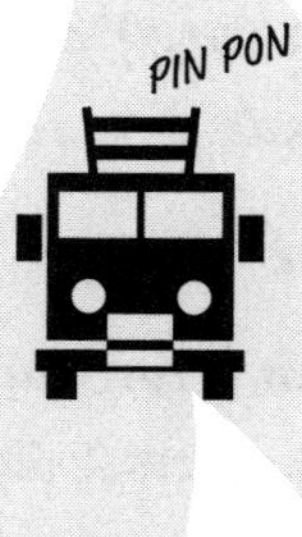

URGENCES →

– Pouvez-vous m'apporter un urinoir, s'il vous plaît ?
– Je vous apporte un urinal, c'est plus facile et moins lourd à transporter...

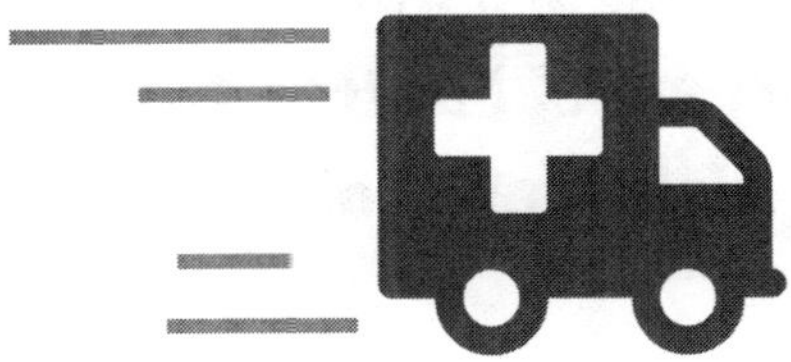

Urgences pédiatriques

– Bonjour, je viens car ma fille a de la température.
– Vous l'avez prise où ?
– Ben, à la maison.

LES PERLES DU 18...

– Allô ? Je suis bloqué dans un ascenseur depuis une heure.

– Il faut appeler le numéro du réparateur, nous n'intervenons que pour les urgences.

– Je vous assure que c'est une urgence, j'ai très très envie d'aller aux toilettes !

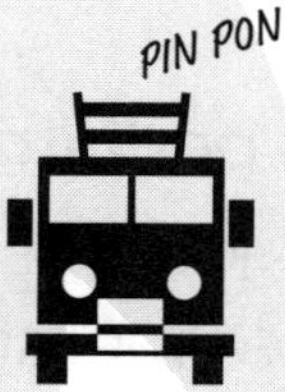

URGENCES ➔

Une femme de 29 ans appelle le Samu :

– Allô ? Je n'arrive pas à aller aux toilettes.

– Depuis combien de temps ?

– Hier soir. Mais d'habitude, j'y vais tous les matins, alors ça m'inquiète. J'ai rendez-vous avec mon médecin à 17 heures ce soir.

(Il est 14 heures.)

– Oh, eh bien je pense que ça pourra largement attendre jusque-là !

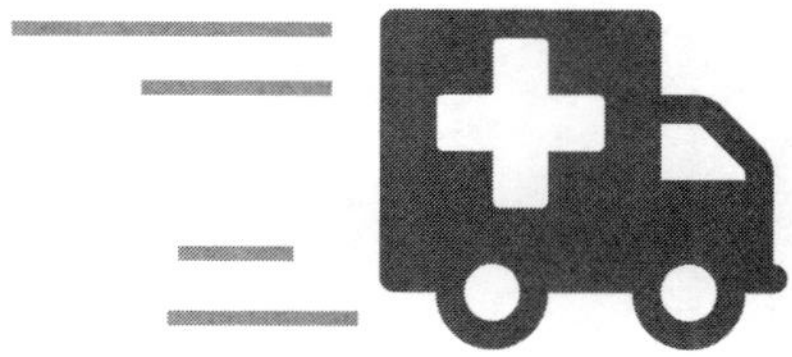

URGENCES

Il est 3 heures du matin et un couple arrive en tenue de soirée.

– Bonsoir, vous venez pour quel motif ?

– Bonsoir, ma femme a bu un verre de champagne et je voudrais être sûr que tout va bien...

Les campagnes de prévention contre l'alcool commencent à faire leur effet :)

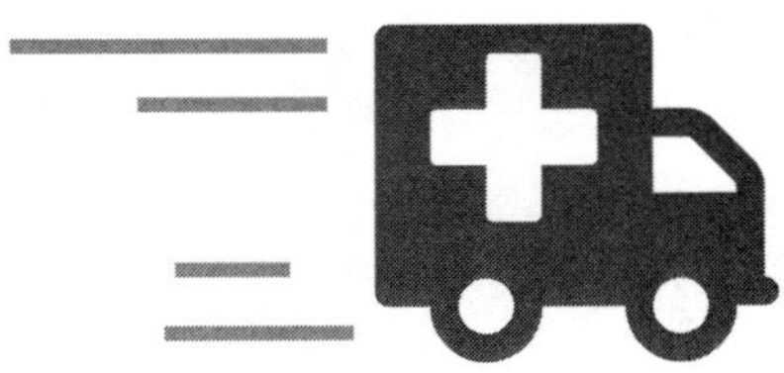

Allô le 18 ?

Les pompiers sont appelés, en pleine nuit, à l'occasion d'une fête de village.

On signale de nombreux coups de feu et des blessés. À leur arrivée sur place, ils réalisent qu'il s'agit d'un canular et sont un peu chahutés par des jeunes éméchés. Le chef d'équipe passe le message radio suivant :

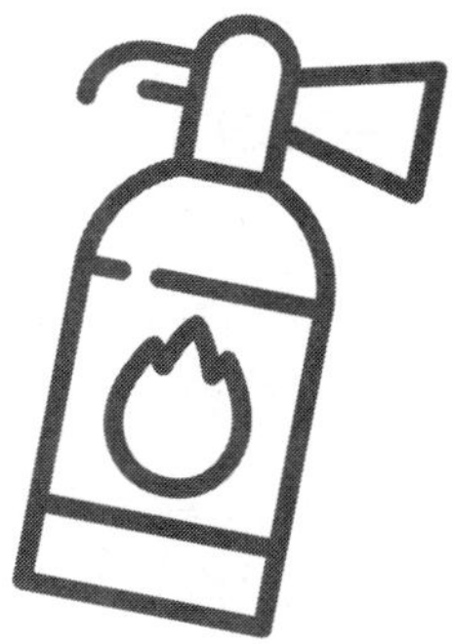

« Après reconnaissance, aucune victime signalée ou trouvée. Pas d'intervention de notre part. Confirmons, en revanche, présence de nombreux trous de balle sur les lieux. »

LES PERLES DU 18...

CONSIGNE DE SÉCURITÉ

En cas d'incendie, veuillez quitter le bâtiment avant de l'écrire sur Facebook et de poster des photos de l'évacuation sur Instagram.

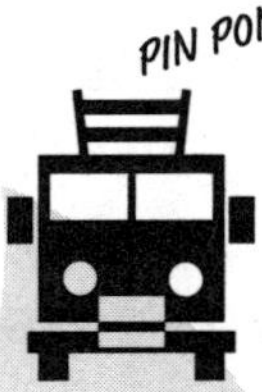

– OK, madame, vous faites quel poids ?

– 61 kg.

– Et quelle taille ?

– 38.

URGENCES ➔

Une jeune femme qui cherche à être enceinte arrive, paniquée :

« Docteur, on a eu un rapport hier et ce soir, je saigne... Pensez-vous que je fais déjà une fausse couche ? »

Échange avec le Samu :

– J'habite au numéro 5, bâtiment D.

– D comme Delta ?

– Non, D comme Delphine !

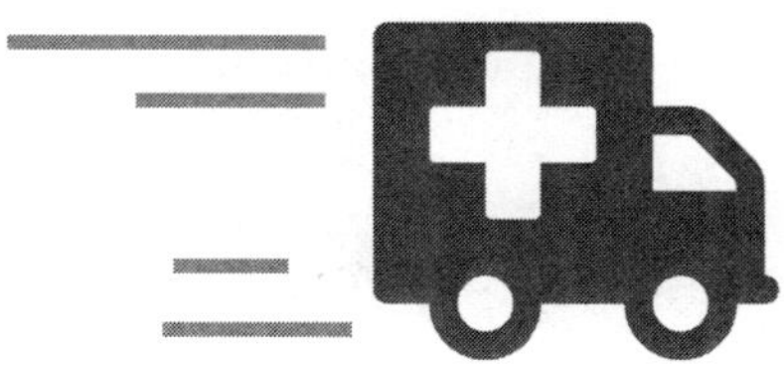

Maternité

Confessions très intimes

Un couple tout mignon, avocats tous les deux, arrive aux urgences. L'épouse souffre. On lui propose du gaz hilarant qu'elle accepte. Trois minutes plus tard, elle s'exclame : « Chéri, faut que je te le dise, j'adore ta bite », en lui saisissant l'entrejambe !

On aura tout vu

Une infirmière entre dans une chambre de la maternité. Le père est aux toilettes, la porte grande ouverte, il est en train de pousser.

« Ne vous inquiétez pas, madame, ça ne me dérange pas. »

Vous non, mais moi si…

Allô le 18 ?

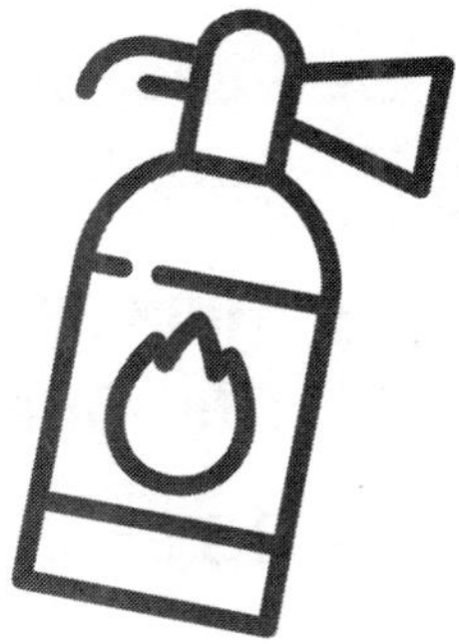

« Bonjour, c'est la maison de retraite de Saint-Isidore. On a un résident qui s'est échappé cette nuit ! »

– Oh mon Dieu ! J'habite au 3e étage et je viens de voir ma voisine du 5e passer devant ma fenêtre. Je n'ose pas ouvrir pour regarder dehors.

– Madame, c'est très important : il faut que vous regardiez et que vous me disiez ce que vous voyez... tout de suite !

– Attendez, je regarde... Oh mon Dieu, je ne la vois plus ! La pauvre a dû rebondir quelque part.

LES PERLES DU 18...

– Venez vite, mon bébé étouffe.

– Nous arrivons au plus vite. Quel âge a-t-il ?

– 38 ans.

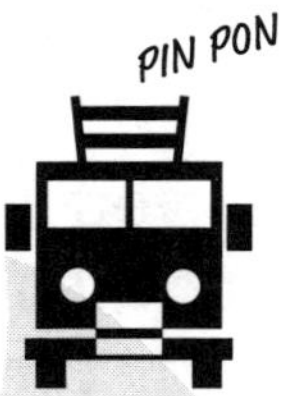

– Vous avez des antécédents cardiaques dans la famille ?

– Oui, mon beau-frère est mort d'un infarctus.

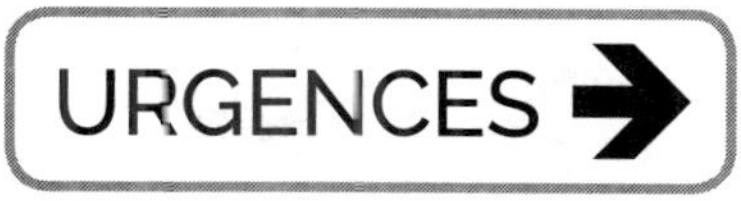

Un patient aux urgences s'étonne des électrodes mises sur sa poitrine pour réaliser un électrocardiogramme : « Ben, je ne comprends pas, on m'a mis trois patchs alors que je ne fume pas ! »

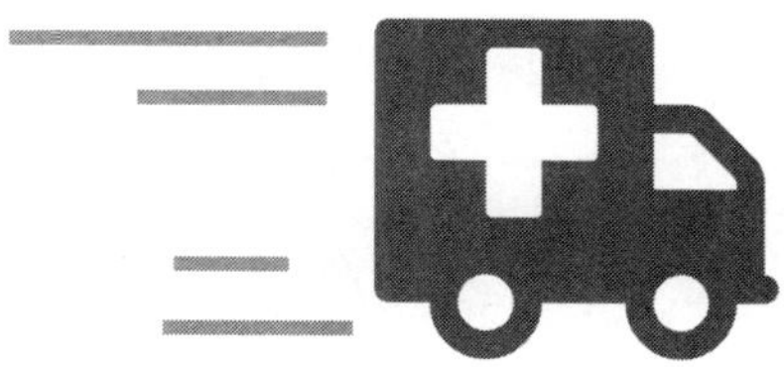

Un patient demande à être hospitalisé en « nécrologie ».

Il sera finalement adressé en « néphrologie ».

Maternité

Six semaines après l'accouchement, je reçois ma patiente.

– Pas de problème pour aller à la selle ?

– Bah clairement, j'aurai le temps d'y retourner seulement dans trois semaines…

La patiente parlait de reprendre l'équitation, elle est cavalière.

Allô le 18 ?

– Les pompiers, je vous écoute...

– Oui, voilà, mon problème, c'est que je viens de manger douze paquets de chips et j'ai mal au ventre maintenant.

– Ce n'est pas très raisonnable ça, monsieur...

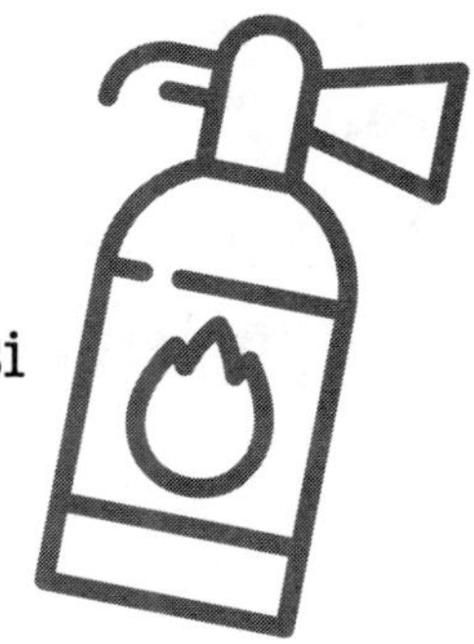

– Oui, et j'ai des gaz aussi et du coup, ça me fait peur...

– Peur ? Pourquoi ça vous fait peur ?

– Parce que l'autre jour, il y avait un débat à la télé et ils ont dit que les gaz de chips, c'était très dangereux pour l'homme.

LES PERLES DU 18...

– Allô ? Je viens d'avoir un accident de vélo, je n'arrive pas à me relever.

– Nous vous envoyons une équipe, où êtes-vous ?

– À 20 minutes de chez moi, à peu près.

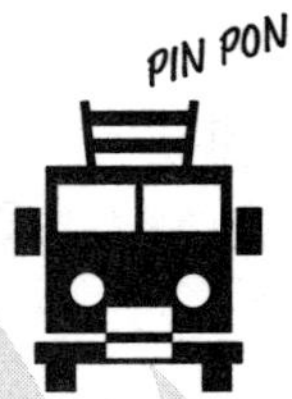

– Que vous arrive-t-il, madame ?

– Une forte douleur au niveau de la prostate !

URGENCES ➔

Humour de psychiatre

Une patiente se plaint d'avoir « mal aux ovaires ».

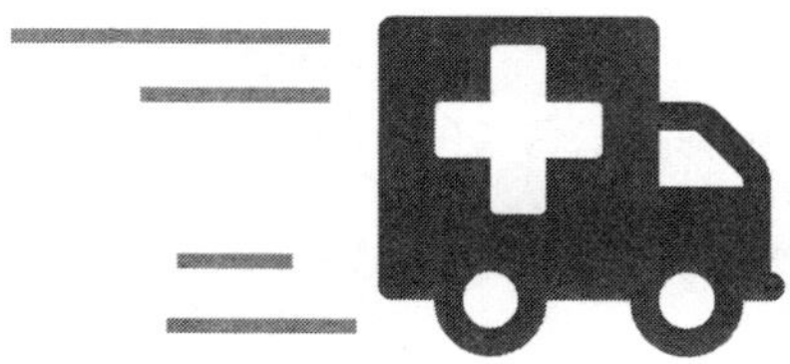

Un grand classique des urgences

Le soir de la Saint-Valentin, un couple se présente aux urgences, un peu embarrassé...

Le sextoy était resté bloqué dans l'anus de madame...

Maternité

Confusion des sens

Une femme en plein travail me fait appeler. J'entre dans la chambre et lui demande :

– Vous avez besoin de quelque chose ?

– Oui, j'ai envie de baiser.

– ?!?!?

– De pousser, oh pardon !!!!

– Tout va bien, votre mari n'est pas là ?

– Non, il est au déstockage aux urgences car il fait une infection pulmonaire, mais ça va, c'est pas trop grave...

Allô le 18 ?

« Y'a eu des étincelles et tout a disjoncté quand mon mari a voulu me remettre du jus. »

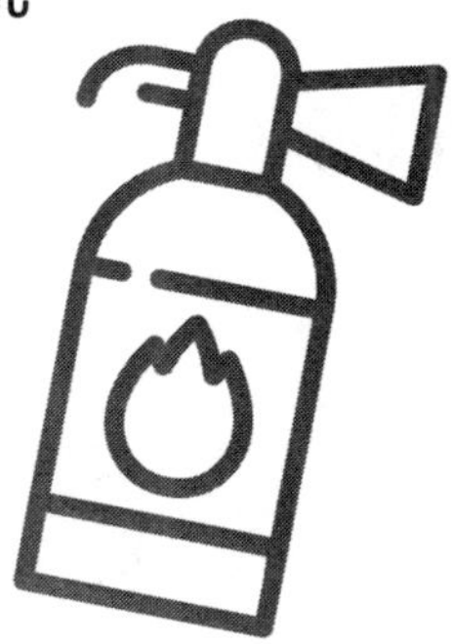

– Je vous appelle parce qu'on est très inquiets pour mes beaux-parents. Ils sont partis en camping-car en Italie et ils devaient nous appeler tous les trois ou quatre jours et là, on n'a pas de nouvelles...

– Ils sont partis où en Italie ?

– On sait juste qu'ils comptaient faire la route des Sodomites.

Maternité

De l'eau dans le gaz

Une patiente est hospitalisée en maternité pour rupture de la poche des eaux depuis la veille.

Le matin, en prenant mon service, je passe la voir pour faire un monitoring. Je lui demande :

— Vous avez rompu depuis quand, madame ?

— Écoutez, c'est sûr que ce n'est pas très simple en ce moment, on se dispute beaucoup... mais pour l'instant, on se supporte encore.

— Euh... En fait, je parlais juste de la poche des eaux...

URGENCES ➔

Un monsieur âgé est égaré
dans les couloirs de l'hôpital.
Je tente de l'aider :

– Bonjour, monsieur, que cherchez-vous ?

Il répond :

– Je vais à la Consultation mémoire.

Je lui explique le parcours :

– Traversez la cour, c'est dans le bâtiment principal au deuxième étage, couloir de droite, porte bleue après le distributeur de boissons.

– Vous pourriez répéter ?

Je décide alors de l'accompagner, c'est plus sûr...

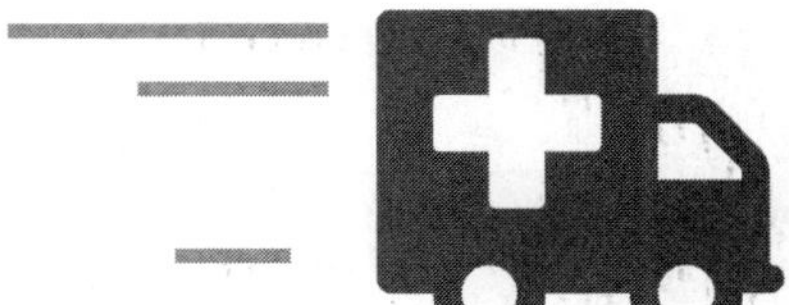

DANS LE FEU DE L'ACTION !

– Il vient d'y avoir un accident à hauteur du 4 de la rue Balzac. Une jeune femme s'est fait rouler sur la jambe par un scooter. Elle est par terre et elle a mal.

– Vous voyez une déformation, une fracture, du sang… Éventuellement une fracture ouverte ?

– Comment voulez-vous que je voie si c'est une fracture ouverte : son jean est fermé !

– Est-ce que ma femme est encore chez vous ?

– Je ne comprends pas de quoi vous parlez ?

– Je suis sûr que si ! On s'est engueulés hier soir parce qu'elle a appris que je la trompais, mais c'est fini maintenant.

– Oui, c'est bien et alors ?

– Alors, elle m'a dit que pour se venger, elle partait se faire tous les pompiers de garde ce soir. Donc, quand elle aura fini, dites-lui qu'elle peut rentrer. J'ai compris la leçon.

DANS LE FEU DE L'ACTION !

Une petite mamie appelle avec une voix toute timide :

– Je suis confuse de vous embêter. Pourrais-je avoir votre adresse ?

– Qu'est-ce qui se passe, madame ? On peut vous aider ?

– Oh, je ne veux pas déranger. J'ai trouvé deux vieux obus tout rouillés au fond de la grange. Avec mon mari, on les a mis dans le coffre de la voiture, mais je voulais savoir où je peux vous les déposer ?

– On est dans la salle des fêtes du village. C'est pour une amie qui s'est fait mal en tombant d'une table. Elle est un peu sonnée et on pense qu'elle s'est pété le poignet.

– Qu'est-ce qui s'est passé ? Elle est tombée de quelle hauteur ?

– C'est-à-dire que l'on fête les 30 ans de son copain et, pour rire, on a installé la copine sur une chaise au-dessus du gâteau qui était sur la table, et tout s'est écroulé !

– Euh... ce n'est pas très malin, ça.

– Je sais, c'est con, mais comme la copine s'appelle Cerise, ça faisait « la cerise sur le gâteau »... !

LES PERLES DU 18...

– Il vient d'y avoir un gros accident sur le boulevard périphérique. Des voitures et un camion sont impliqués.

– Il y a des personnes incarcérées ?

– Comment voulez-vous que je connaisse leur casier judiciaire ?!

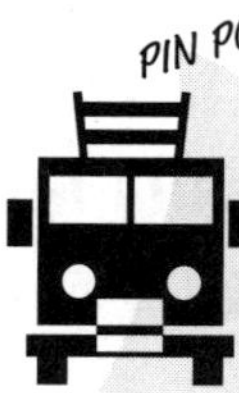

– Ma femme est tombée de son escabeau en faisant les poussières.

– Elle se plaint de quelque part ?

– Oh, vous savez, de toute façon, elle passe son temps à se plaindre.

URGENCES

Accueil des urgences

Une mamie, amenée par les pompiers en pleine nuit, s'exclame :

« Je ne savais pas que votre magasin était ouvert la nuit ! »

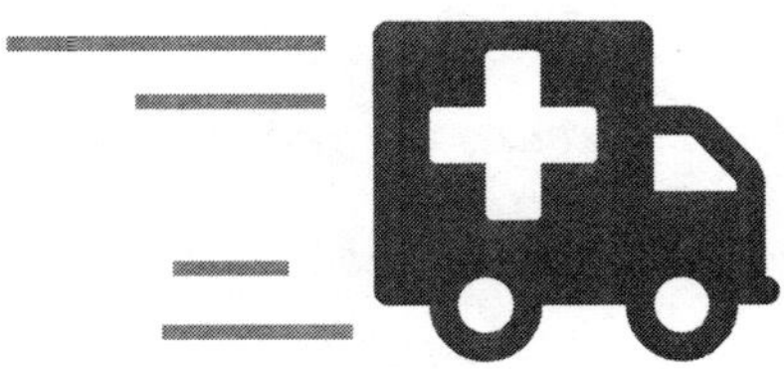

« Allô, le Samu ? J'habite en banlieue et je vois souvent passer votre hélicoptère… Je viens juste pour un renseignement : comment on devient pilote d'hélicoptère ? »

Maternité

Baptême du feu

Je pratique un accouchement avec une externe, c'est son premier. Tout à coup, elle me chuchote à l'oreille :

« C'est normal que les poils pubiens s'étirent de cette façon ? »

Je trouve ça plutôt mignon comme question et je lui réponds :

« Mais enfin, Amélie, ce sont les cheveux du bébé ! »

Je l'entends alors pousser un grand soupir, juste avant de s'effondrer à mes pieds.

Allô le 18 ?

– Y'a un monsieur qui a fait un petit malaise sur le trottoir. Est-ce que vous pourriez venir ?

– Oui, vous êtes à quelle adresse ?

– À la hauteur du 34 rue Eva-Longoria.

– Eva Longoria, vous êtes sûr ?

– Euh... non, c'est Cesaria Evora, pardon !

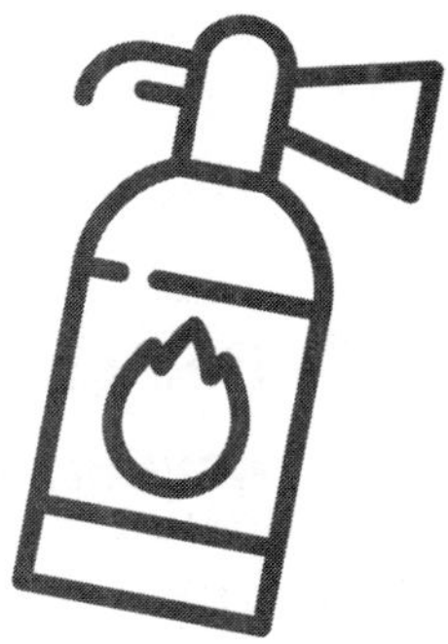

– Les pompiers, bonjour...

– S'il tou plaît, ti viens vite avec ton amboulance et ti collègues, parce qu'ma femme, là, i fait une crise di titanic !

LES PERLES DU 18...

– Je pense que mon voisin est mort !

– Qu'est-ce qui vous fait dire ça ?

– Ce con a l'habitude de percer son mur tous les matins et, depuis hier, c'est calme.

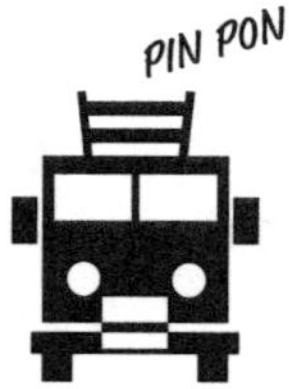

– Bonjour, je vous appelle pour devenir pompier volontaire.

– Vous êtes sportif ?

– Non, mais j'adore le feu, c'est ma passion ! Tous les week-ends, je fais des départs d'incendies dans les bois ou dans les cages d'escalier.

URGENCES ➔

5 heures du matin aux urgences :

– Vous avez mal depuis longtemps ?

– Je pense que je souffre depuis mes 22 ans. *(Le patient a 51 ans.)*

– Et qu'est-ce qui motive votre venue ce jour, à cette heure précise ?

– En fait, depuis les 12 derniers mois, c'est plus fréquent… *(Soupir.)*

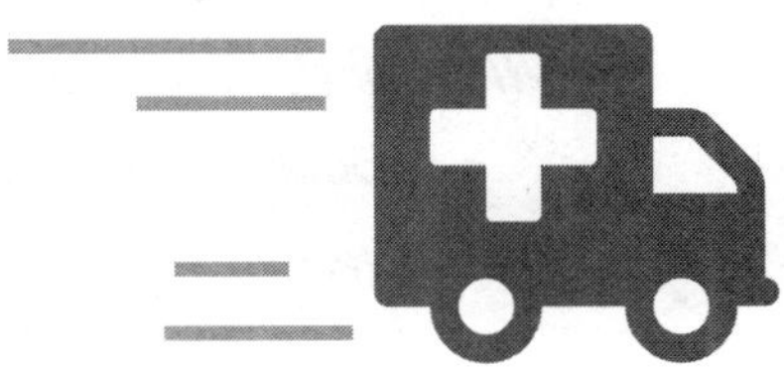

Maternité

La grosse punition

Après son accouchement, une jeune maman est avec son aîné de 3 ans. Elle lui dit :

« Le bébé a fait popo, on va le changer. »

Le petit garçon se met à hurler :

« C'est pas grave de faire popo, faut pas le changer, je veux pas d'une autre petite sœur ! »

Fallait pas l'inviter

Jour de sortie de la maternité, l'aîné de 4 ans se fâche tout rouge : « Ah bon ?! Augustine rentre avec nous ? Mais papa, tu m'avais pas dit !!! »

Allô le 18 ?

– Il y a de la fumée qui sort d'un restaurant chinois. Y'a personne. Y'a pas de lumière et tout est fermé.

– Vous êtes où, monsieur, à quelle adresse exactement ?

– Euh... j'en sais rien en fait. Je ne suis pas du coin, il n'y a pas de nom de rue et c'est désert à cette heure-ci.

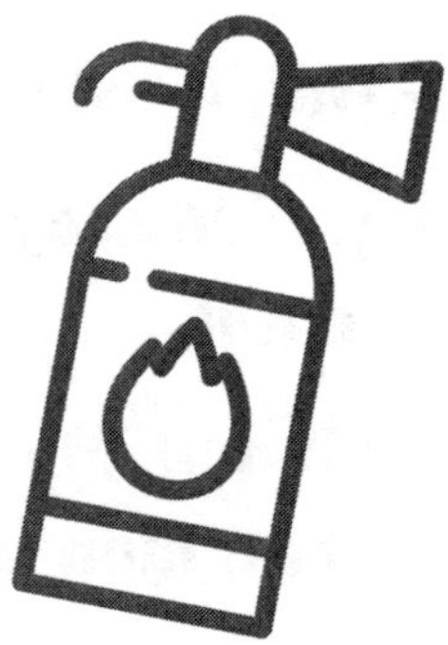

– Le nom du restaurant, vous l'avez ?

– Oui, attendez... C'est écrit « Buffet à volonté »...

LES PERLES DU 18...

– Allô ? Il y a Michel qui est sur le toit et qui ne veut pas redescendre.

– Qu'est-ce qu'il fait sur le toit ?

– Il aime bien y aller.

– Et votre mari se sent bien ?

– Oui, il est sur le canapé.

– (...) Je croyais qu'il était sur le toit.

– Ah non, Michel, c'est mon chat, mon mari, c'est René.

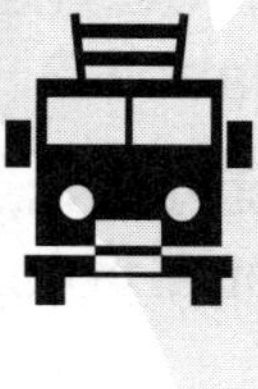

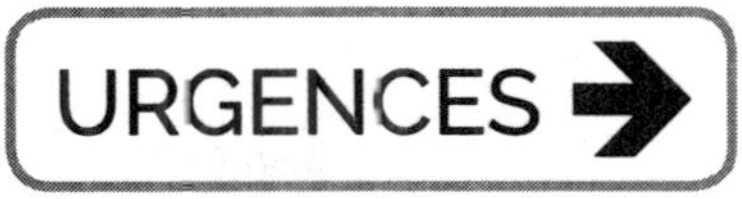

Avec une dame d'un certain âge :

– Madame, avez-vous un suivi gynécologique ?

– Oh non, docteur, ça fait des années que mon mari ne me touche plus.

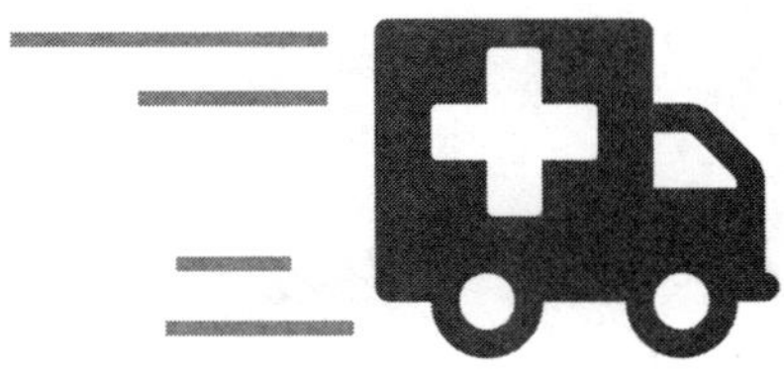

Échange avec un patient :

– Bonjour, je suis le réanimateur.

– Ah, moi aussi j'ai travaillé dans l'animation, j'étais G.O. au Club Med !

Maternité

Lors d'un interrogatoire
de début de grossesse,
je questionne ma patiente :

— Et vous avez des antécédents ?

— Oui, l'ablation d'un fibrome, sur un sein.

— De quel côté ?

— Dans les environs
de Marseille.

Merci qui ?

Lors de sa grossesse gémellaire,
une patiente hospitalisée
à Montreuil pendant des lustres
a choisi d'appeler ses jumeaux
André et Grégoire en souvenir
de l'hôpital André-Grégoire
de Montreuil.

Allô le 18 ?

1 203e appel de M. Olala :

– Les pompiers, venez vite, c'est pour une urgence vitale !

– Calmez-vous, M. Olala. Dites-moi ce qui se passe cette fois-ci ?

– Je me suis réveillé ce matin avec des empreintes digitales qui ne sont pas les miennes. Qu'est-ce que je dois faire ?

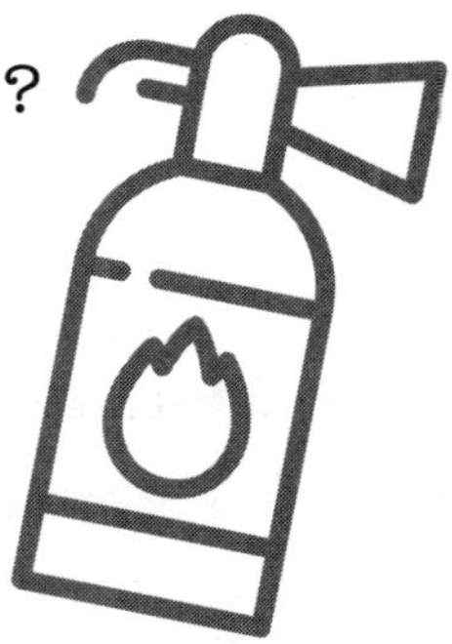

Le témoin d'une bagarre à la sortie d'une discothèque : « Je l'ai immobilisé de la main gauche tant que j'ai pu et puis, à un moment donné, ma main droite n'a pas réfléchi et est partie dans sa gueule. Ça l'a vachement calmé. »

LES PERLES DU 18...

– Je vous appelle pour vous dire que je viens de faire trois fois de suite l'amour à ma femme.

– Et alors ?

– Non, c'est juste parce que je voulais le dire à quelqu'un et qu'à 3 heures du matin, à part vous, tout le monde dort.

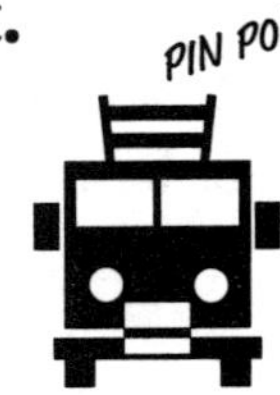

– Bonjour, c'est la maison de retraite, il y a encore eu un décès.

– Dites donc, c'est une hécatombe !

– En même temps, dans une maison de retraite, c'est un peu logique qu'il y ait plus de décès que d'accouchements.

URGENCES ➔

Standard du Samu :

– Il vous a frappé ? Mais où ???

– Dans le couloir, près de la cuisine…

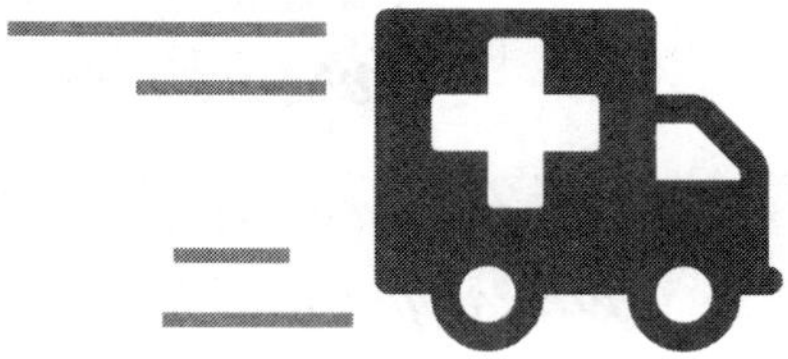

Au cours d'un pansement, dialogue entre l'infirmière et le patient :

– Monsieur, je vais vous faire un bandage.

– Avec de la vieille peau ?

– Oui, oui, avec de la bande Velpeau !

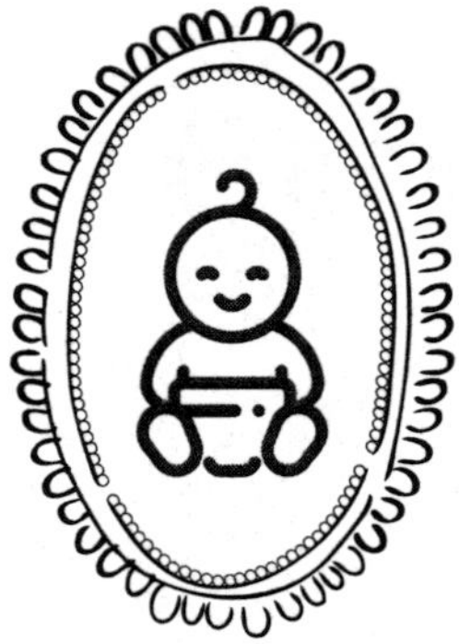

Maternité

Tout le monde veut prendre sa place

Un mari, TRÈS impliqué, parle systématiquement à la place de sa femme :

« On a des contractions plutôt fortes… On n'a pas encore perdu les eaux mais on est décidés à ne pas avoir recours à la péridurale. »

Est-ce que ça agace autant la future maman que nous ?

Allô le 18 ?

– Est-ce que je peux avoir un médecin de garde, s'il vous plaît ? C'est pour mon fils de 6 ans.

– Oui, mais auparavant, dites-moi ce qui se passe.

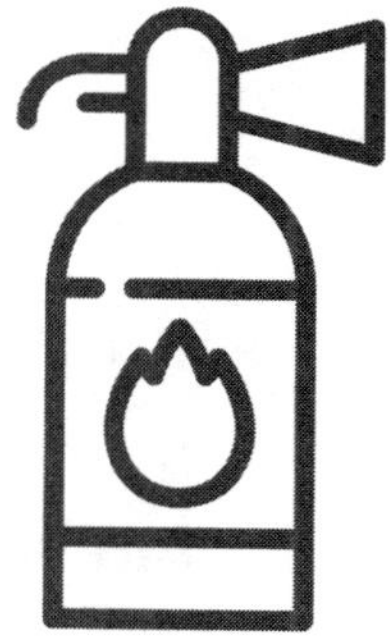

– On lui a retiré les glandes lacrymales la semaine dernière parce qu'il ronflait beaucoup, mais depuis, ça va toujours pas mieux.

– J'ai eu ma femme au téléphone. Elle est à la maison en panique. Moi, je suis coincé au boulot et je ne peux pas m'absenter. Vous pourriez aller l'aider ?

– Qu'est-ce qui se passe, monsieur ? Quelle est l'adresse ?

– Elle est terrorisée. Elle vient de s'apercevoir qu'elle a une énorme araignée au plafond !

LES PERLES DU 18...

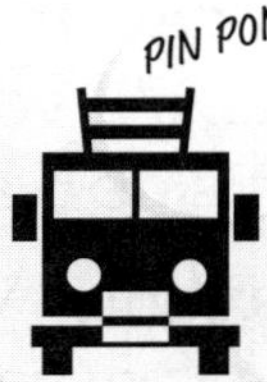

– Il y a un point dans le ciel, je suis sûr qu'il y a un satellite qui va me tomber dessus.

– Ne vous inquiétez pas, monsieur.

– Vous êtes marrant, j'aimerais bien vous y voir, si un satellite tombait dans votre salon !

URGENCES ➔

Appel d'un témoin au Samu :

« Venez vite, il y a un inconscient sur l'autoroute. Il court ! »

Réponse du Samu :

– Mais s'il court, c'est qu'il n'est pas inconscient !

– Ah parce que vous ne trouvez pas que c'est de l'inconscience, vous, de courir sur l'autoroute ?!

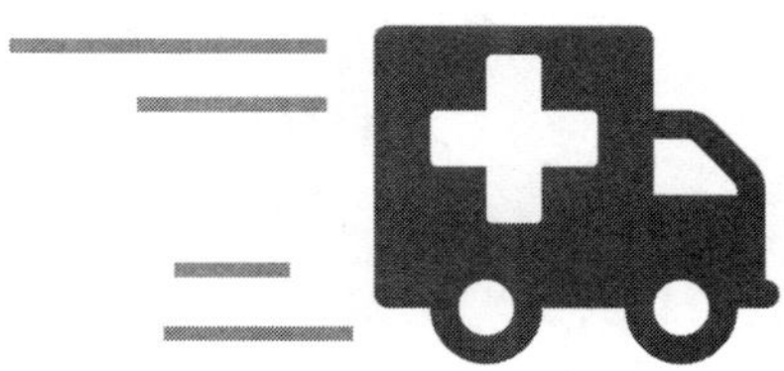

Maternité

Ah, l'amour...

Pendant un accouchement, la femme crie assez fort. Quand, soudain, le mari se met à crier à son tour.

– Mais, monsieur, qu'est-ce qui vous arrive ? Ça ne va pas ? lui demande la sage-femme.

– Si, si, tout va bien, je veux juste qu'on soit en parfaite symbiose ma femme et moi...

– C'est votre premier bébé ?

– Non, j'ai déjà couché deux fois, en 2011 et 2013.

Allô le 18 ?

– Ma cave va être entièrement inondée. Est-ce que vous pourriez venir en urgence s'il vous plaît ?

– On fait le maximum, monsieur, mais toutes nos équipes sont déjà sur le terrain à cause des intempéries. Je prends en compte votre demande, mais il y aura un délai.

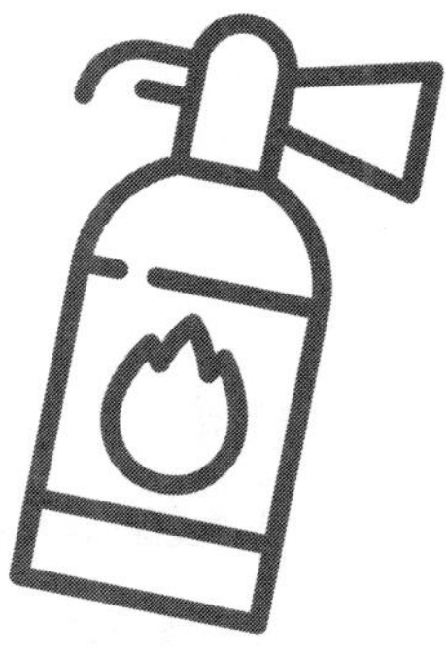

– Écoutez, dites à vos collègues que s'ils viennent rapidement, je leur mets trois ou quatre bonnes bouteilles de côté. Il me reste du 2005 et du 2006 à tomber...

LES PERLES DU 18...

« Mon ascenseur est descendu trop vite, je crois que j'ai raté un palier de décompression. »

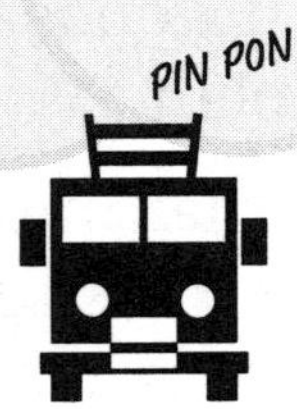

– Allô ? Je crois que je me suis cassé le nez à vélo, en me prenant une branche sur le pif.

– C'est douloureux ?

– Ça aurait pu être pire. Si je n'avais pas eu mon nez, je me la serais prise en pleine gueule !

URGENCES ➔

Au Samu :

« Vous imaginez ? C'est le deuxième accident mortel que je subis en moins d'un an ! »

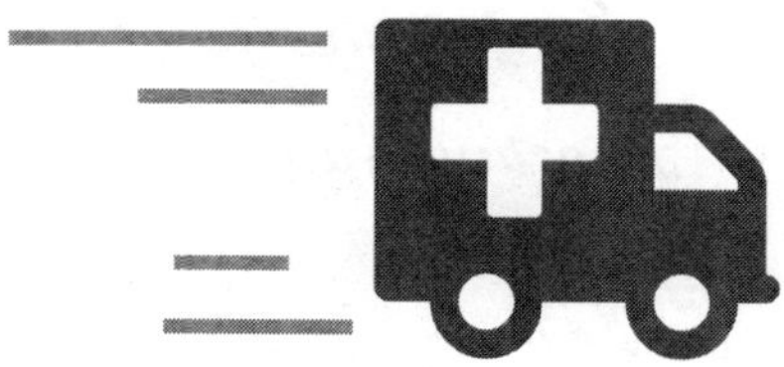

« Allô, le Samu ? Venez vite, je viens de me suicider ! »

Maternité

Confusion des genres

La patiente vient d'accoucher, elle et son mari ne connaissent pas encore le sexe du bébé. Le nouveau papa s'exclame :

« Oh, ma chérie, c'est super... une petite fille ! »

Euh... c'était un petit garçon !

Allô le 18 ?

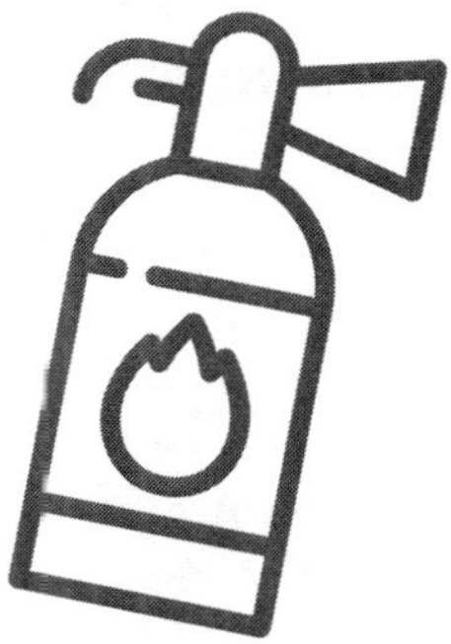

« Je suis très embêtée. Mon mari est grabataire et utilise une chaise-pot pour ses besoins. Cette nuit, il a oublié d'enlever le couvercle et il s'est assis dessus. Le problème, c'est que c'est coincé dans ses fesses et on n'arrive pas à lui enlever. »

LES PERLES DU 18…

« Allô ? J'aimerais parler à un vrai pompier, pas à la standardiste. »

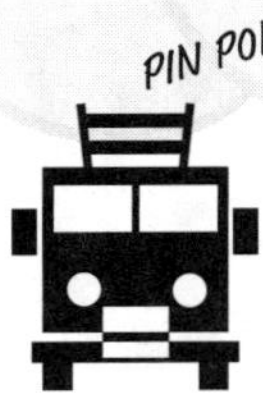

– Allô ? Ma femme vient de renverser trois personnes avec sa voiture.

– Ils sont blessés ?

– Légèrement, faut dire que ma femme roulait lentement. Elle essayait de faire un créneau. Vous savez comment elles conduisent !

URGENCES ➔

Gaffe du stagiaire Samu en quittant une famille après l'arrêt cardiaque du grand-père :

« Bonsoir et bonne continuation ! »

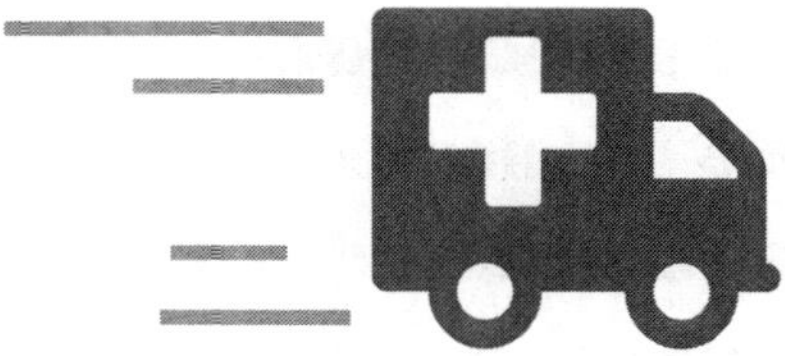

Un patient de 95 ans :

« Je me traîne comme un petit vieux. »

Ça sent le roussi !

Allô ? J'ai entendu des coups de feu, mais je ne sais pas si ça vient de dehors ou de ma télé.

Allô ? J'ai peur d'avoir oublié d'éteindre les bougies en partant de chez moi. Pouvez-vous passer devant le 144, avenue Victor-Hugo, pour vérifier que ma maison n'est pas en feu ?

Je crois que j'ai attrapé la peste en me promenant dans un quartier populaire.

Allô, les pompiers ? Vous qui vous y connaissez en feu, vous avez un truc pour bien faire partir un barbecue ? Parce que ça fait 20 minutes que j'y suis et, à ce rythme-là, ma côte de bœuf ne sera jamais cuite pour 13 heures !

Ça sent le roussi !

Je suis en train de faire les soldes avec ma copine, j'en peux plus, je vais simuler un malaise, ça ne sera pas la peine de vous déplacer, c'est juste pour sauver mon PEL.

– Allô ? Il y a un incendie dans ma cuisine.

– Dites-m'en un peu plus.

– Alors, tout a commencé quand ma femme a lu une recette de dessert à base de bananes flambées, dans son magazine préféré.

Ôtez-moi d'un doute, une phlébite, ça n'a rien à voir avec une maladie du sexe masculin ?

Maternité

Le jour de la visite de sortie, quatre jours après son accouchement :

« Il faut compter encore combien de temps avant que je puisse prendre une douche ? »

La sage-femme annonce à la maman :

« On voit les cheveux ! »

Sa patiente lui demande :

« Mais... de qui ? »

Allô le 18 ?

– Je voudrais déposer plainte contre ma femme.

– Vous êtes chez les pompiers, là, monsieur. La police, c'est le 17. Mais je peux vous les passer si vous me dites ce qui se passe.

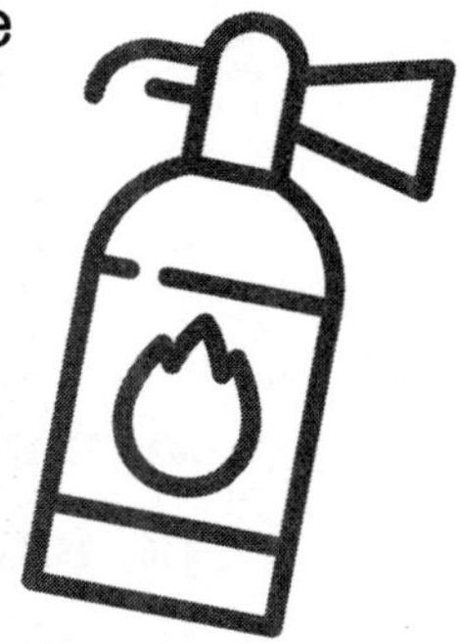

– Oui, ben, faites vite parce qu'elle a voulu m'empoisonner… !

– Vous empoisonner avec quoi ?

– Des paupiettes de veau…

– Ah, ce n'est pas banal…

– On voit que vous ne la connaissez pas. Bon, vous me passez les flics ou on attend que je crève sur place ?

LES PERLES DU 18...

« Je peux vous emprunter
un de vos camions, ce soir,
c'est pour impressionner
ma copine ? »

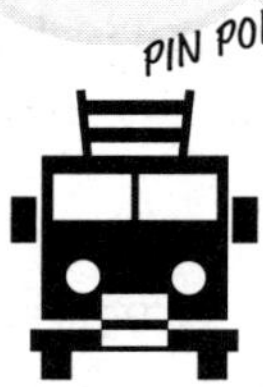

– Mon pote se sent pas bien du tout, je viens d'utiliser un défibrillateur cardiaque.

– Il est cardiaque ?

– Non, on a fait un pari, même pas cap d'utiliser le défibrillateur.

URGENCES ➔

Un patient âgé montre des bonbons Haribo :

« Docteur, j'aimerais que l'on me prescrive ces médicaments qui me soulagent énormément. »

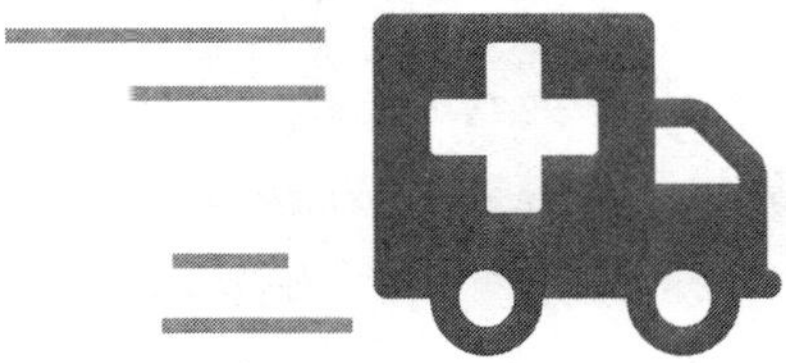

Au cours d'un toucher rectal :

« Vous pouvez aller plus profond, ça ne me dérange pas ! »

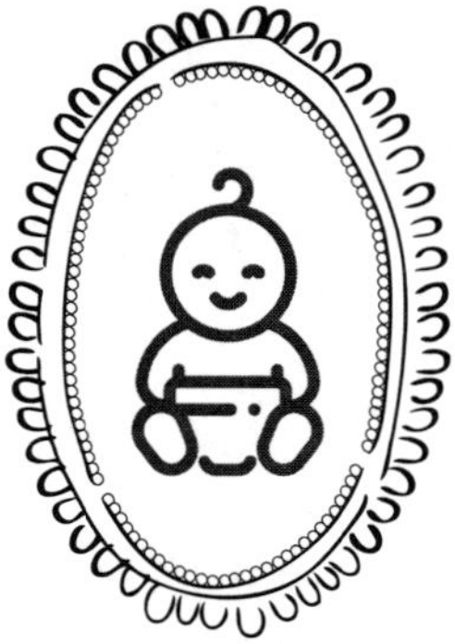

Maternité

Allaitement mixte…

J'ouvre la porte de la chambre d'une patiente et découvre le mari en train de téter le sein droit de sa femme, avec le bébé pendu au sein gauche…

Il m'explique :

« Je voulais juste goûter et savoir ce que mon bébé ressent… »

Allô le 18 ?

1 924e appel de M. Olala :

– Bonjour, c'est M. Olala.

– Désolé, M. Olala, mais ce matin, on n'a pas le temps. Alors si vous n'appelez pas pour une vraie urgence...

– Si, si, ce coup-ci c'est grave. Je dois faire une prise de sang et une analyse d'urine en urgence. Je viens de frotter mon sexe contre plein d'autres sexes étrangers et je suis sûr d'avoir attrapé des maladies mortelles.

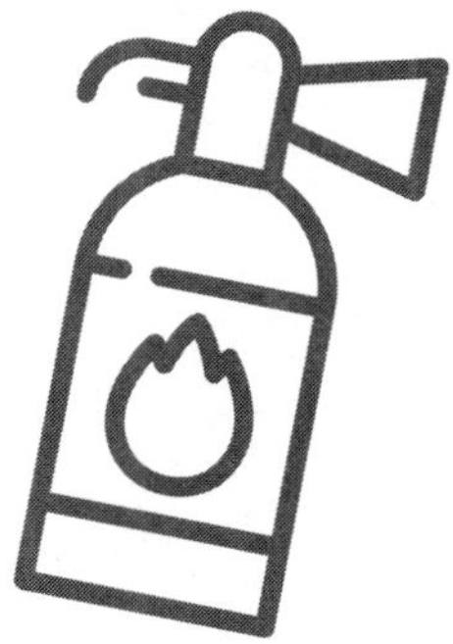

L'opératrice, excédée :

– Est-ce que vous l'avez fait aussi avec des animaux, M. Olala ? Parce que là, c'est encore plus grave !

LES PERLES DU 18…

– J'ai l'impression que ma voisine a fait un malaise dans son jardin, elle est inanimée.

– Demandez-lui ce qui lui arrive.

– C'est impossible, on ne se parle plus depuis dix ans !

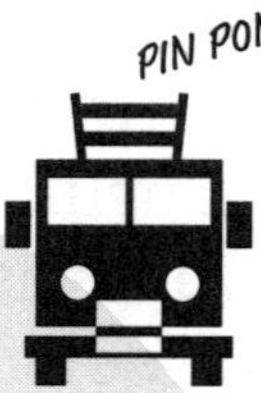

« Je vous appelle des États-Unis où je suis en vacances. Ma femme est en train de faire un malaise et je ne connais pas le numéro des pompiers locaux. Vous pouvez envoyer quelqu'un ? »

URGENCES ➔

– Vous avez des soucis de transit ?

– Non, non, je suis venu en taxi !

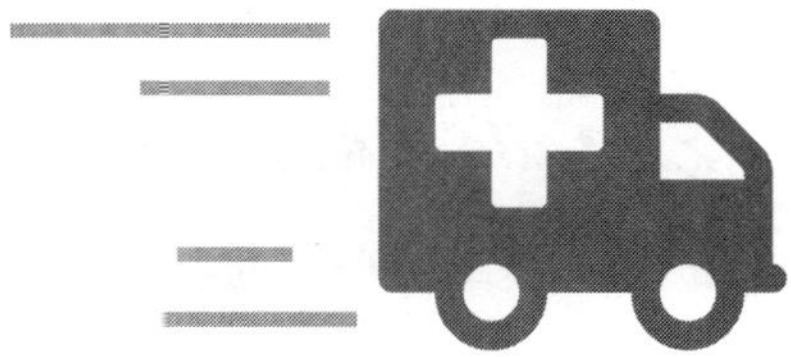

Une dame de 85 ans est admise pour des ennuis de santé :

« Eh bien, je commence mal ma vieillesse ! »

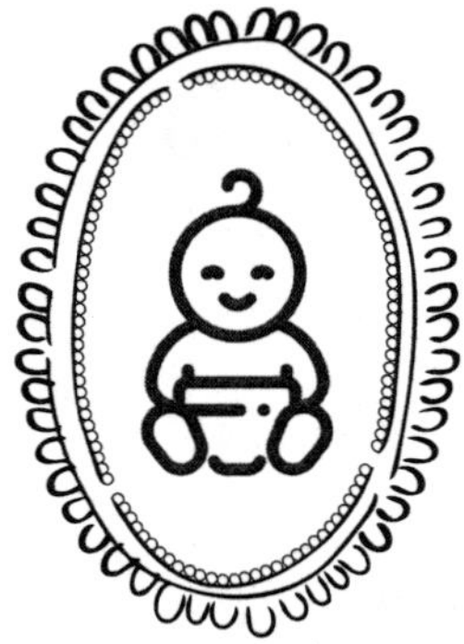

Maternité

En salle d'accouchement

La tête du bébé s'apprête à sortir, j'encourage ma patiente en lui disant :

« Continuez de pousser, madame, vous y êtes presque ! »

Elle se redresse et s'exclame :

« Non merci, voilà, c'est fini, moi, j'arrête tout, au revoir ! »

Allô le 18 ?

« Mon père se déplace avec difficulté depuis qu'il s'est cassé le col de l'utérus l'année dernière. »

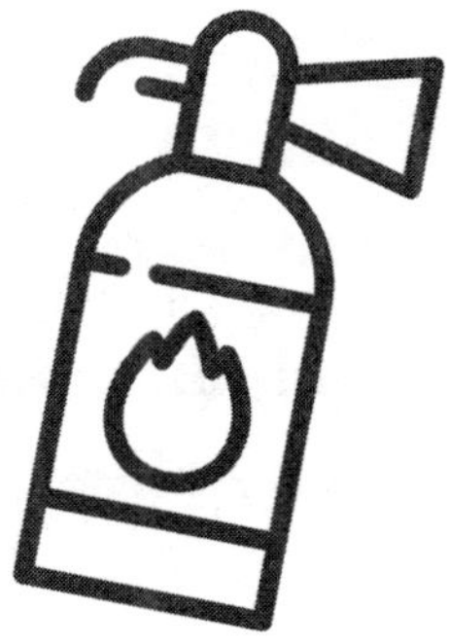

« Mon médecin m'a envoyé à l'hosto, lundi, faire une autopsie du foie. Comment je fais pour avoir les résultats ? »

LES PERLES DU 18…

– Allô ? Mon bébé a bu du shampoing.

– Ne lui faites surtout pas boire d'eau.

– (…)

– Allô ? Vous lui avez fait boire de l'eau ?

– Oui, du coup il rote des bulles.

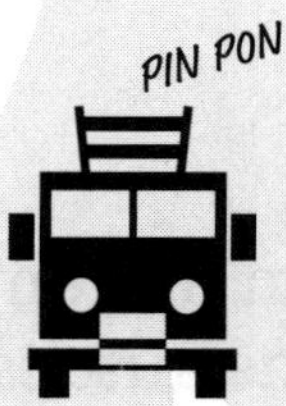

URGENCES →

Toilette intime à une dame de 103 ans. Le geste est peut-être trop énergique à son goût :

« Vous savez, je n'ai rien caché dedans ! » dit-elle avec un petit sourire en coin…

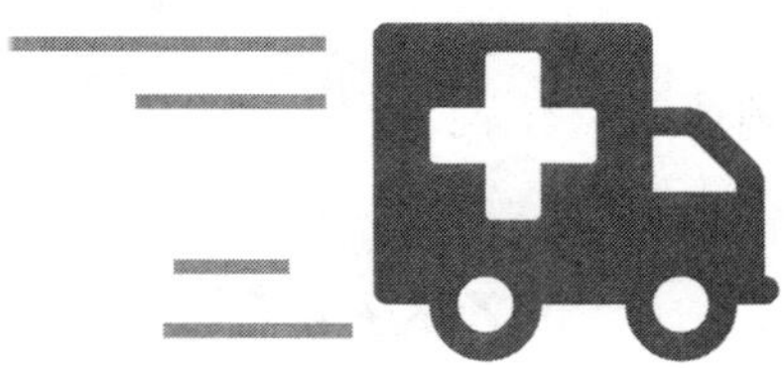

Le patient qui respire mal demande au médecin, un peu inquiet :

« Vous allez m'entuber ? »

Maternité

Cherchez l'erreur

J'entre dans une chambre de maternité et j'entends des jappements. Je demande :

— Bizarre ce bruit, non ?

— Non, ne vous inquiétez pas, c'est la télé…

Le chien du couple était caché dans le placard.

C'est du sport !

Une patiente, en plein travail :

« Oh, putain c'est l'enfer, j'ai l'impression de chier une balle de bowling ! »

Allô le 18 ?

« Euh... je m'excuse de vous déranger, mais je suis sur l'autoroute en direction de Bayonne. Je suis sur la bande d'arrêt d'urgence. Je viens de m'apercevoir que j'ai oublié mon fils à la station-service. Je sais : c'est très bête de ma part. Est-ce que je fais marche arrière ou bien vous me le ramenez ? »

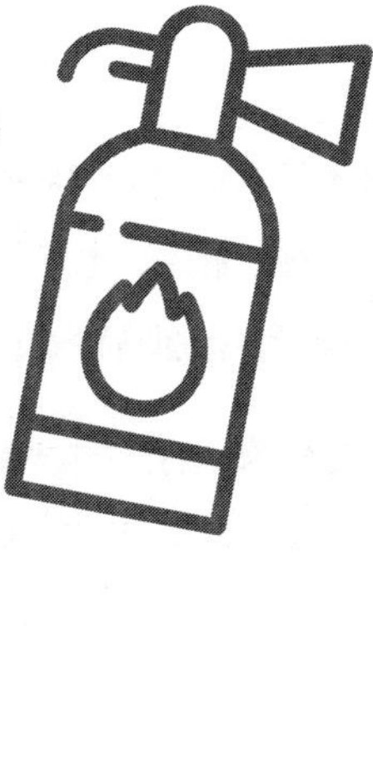

LES PERLES DU 18...

« J'ai des vomissements, une diarrhée et des crampes au ventre, un peu comme quand je vais manger au grec, mais en plus douloureux. »

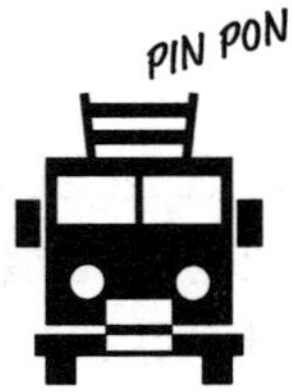

– Allô ? Ma femme a l'air désorientée, elle ne me regarde pas, ne parle pas, c'est inquiétant.

– *(Voix féminine venant de derrière l'homme)* C'est parce que je te fais la gueule, crétin !

URGENCES →

Échange avec le Samu :

« J'avais préparé un Efferalgan effervescent, mais je me suis endormi. À mon réveil, il n'y avait plus de bulles, est-ce que je peux le prendre quand même ? »

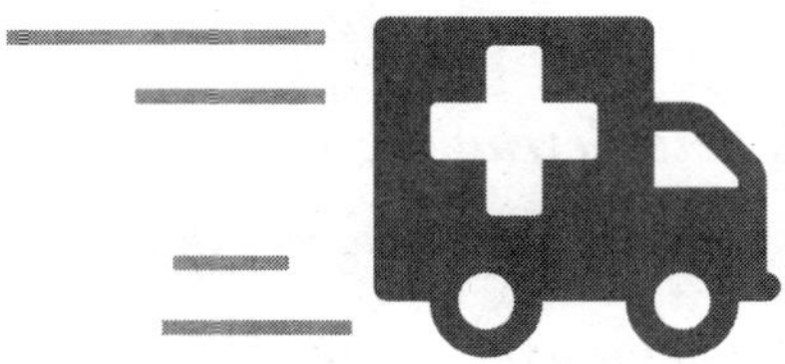

La jeune infirmière au médecin :

« Le pouls *rectal* (radial) est à 78/minutes. »

Maternité

Portrait craché

Le bébé est là.

Le père s'exclame : « Incroyable ce qu'il ressemble à ton père ! »

Je demande : « Ah, c'est super ça... Et il est beau, le grand-père ? »

Le père, dans un soupir : « Non, un vrai laideron ! »

Allô le 18 ?

« Je suis tombée ce matin à vélo. Je souffre le martyre des deux épaules. La droite a un énorme hématome tout violet. La gauche a carrément disparu ! »

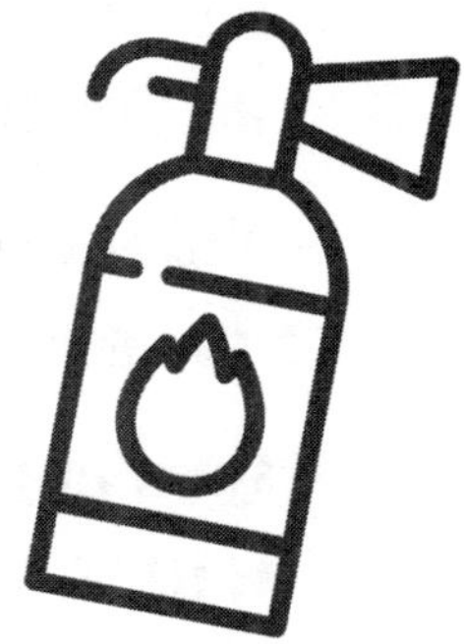

« Je voulais m'excuser : je vous ai appelé tout à l'heure parce que j'avais cru voir aux jumelles un énorme feu de forêt. En fait, mon mari dit que je me suis trompée. Apparemment, j'ai confondu avec le coucher du soleil. »

LES PERLES DU 18...

– Je vais mal.

– Encore vous, M. Martin, c’est un numéro pour les urgences, cessez de l’encombrer.

– J’ai un trou au bas du ventre.

– Ça s’appelle le nombril, tout le monde en a un.

– Ah oui, même vous ?

– Même moi, M. Martin.

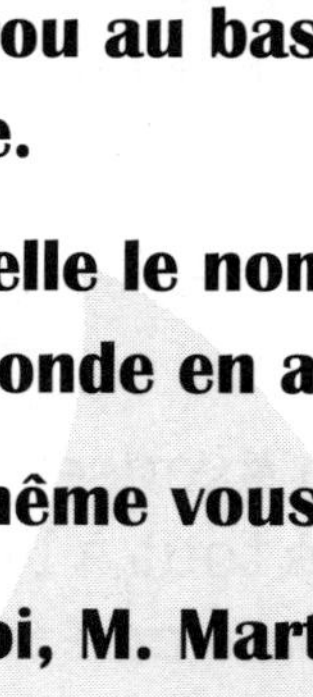

URGENCES

Un patient arrive à 4 heures du matin aux urgences car il n'arrive pas à dormir depuis plusieurs jours. On lui demande :

« Vous en avez parlé à votre médecin traitant ? »

Le patient répond :
« Pas vraiment, je ne vais pas l'embêter avec ça, il a bien d'autres soucis !!! »

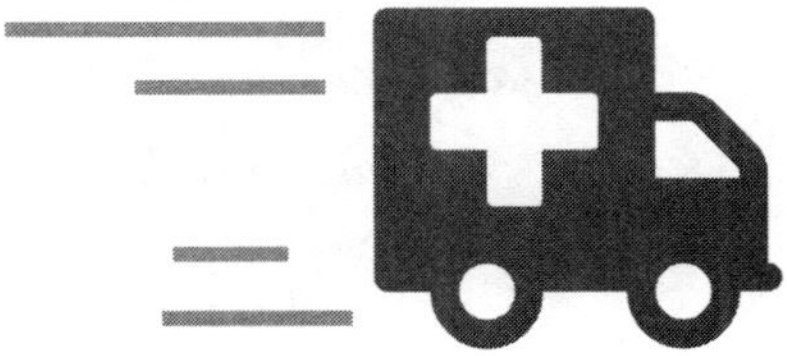

Maternité

Chacun ses priorités

Pendant l'atelier post-accouchement, on parle contraception et un jeune papa prend la parole :

« Moi, je voudrais surtout savoir : quand est-ce qu'on rebaise ? »

Simplissime

Une maman à une puéricultrice :

« Ça y est, j'ai compris, on peut savoir que mon bébé a fait caca quand il a des points blancs sur le nez. »

Allô le 18 ?

« J'appelle pour remercier vos collègues qui ont participé au décès de mon épouse hier après-midi. Ils ont été remarquables. Ça fait du bien dans ces circonstances. Vous les remercierez pour moi, vraiment. »

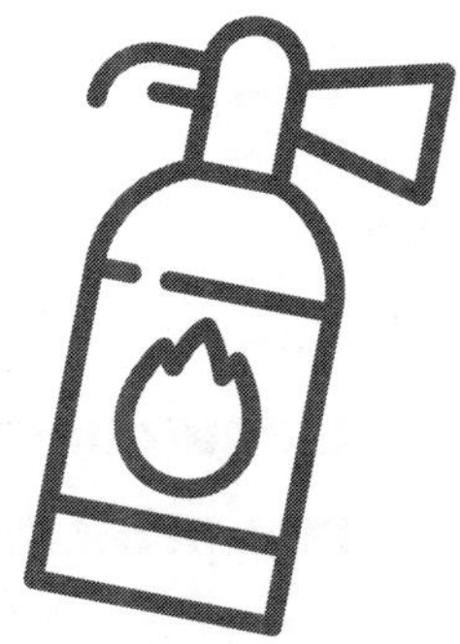

« Je suis enceinte de mon quatrième. J'ai perdu les eaux il y a une heure et maintenant la tête se présente. Normalement, je devais accoucher par césarienne à la fin de la semaine mais là... je crois que ça va plutôt être par téléphone ! »

LES PERLES DU 18...

– Quand je ferme les paupières, je ne vois plus rien.

– OK, et quand elles sont ouvertes ?

– Là, je vois bien.

– Je crois que vous êtes guéri.

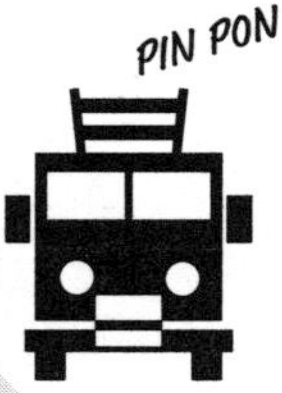

– L'eau commence à monter dans la rue principale, c'est un vrai déluge, j'ai déjà 10 centimètres d'eau dans mon garage.

– OK, donnez-moi votre nom et votre adresse.

– Alors, je suis M. Noé...

URGENCES ➔

« Docteur, pourquoi ce sont toujours les hommes qui ont des problèmes de prostate ? »

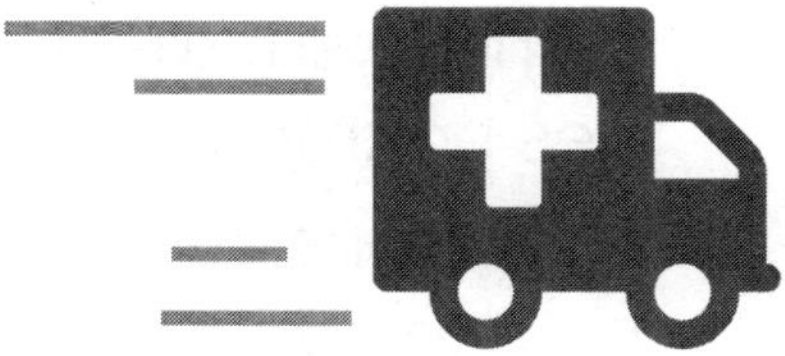

Gaffe à l'accueil des urgences : La soignante demande à une patiente hémiplégique si elle veut « un coup de main »...

URGENCES →

– Docteur, c'est inquiétant, cette grosse tache blanche sur ma radio des poumons ?

– Non monsieur, c'est le cœur !

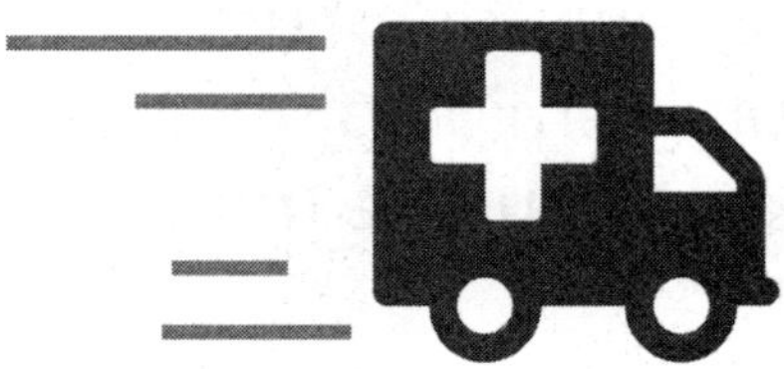

Allô le 18 ?

– Les pompiers, j'écoute...

– Bonjour, il vient d'y avoir un accident de la circulation à l'angle de la rue du Pic-d'Anie et de l'avenue Flaubert. La voiture est sur le toit. Le conducteur est sorti indemne, mais choqué. J'ai coupé le contact et sécurisé les lieux. Pour info, je suis pompier volontaire.

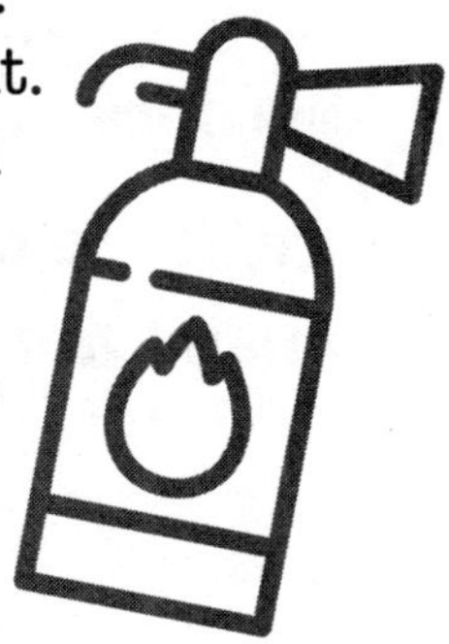

– Ah parfait, je t'envoie les collègues. Est-ce que tu as pensé aussi à mettre le frein à main ?

– Je répète que la voiture est sur le toit... mais si vous y tenez, je peux mettre le frein à main !

LES PERLES DU 18...

– Salut Robert, comment ça va depuis la semaine dernière ?

– Ce n'est pas Robert, c'est les pompiers, vous êtes sur une ligne d'urgence chargée des secours aux victimes.

– Qu'est-ce que t'es con Robert, quand tu t'y mets !

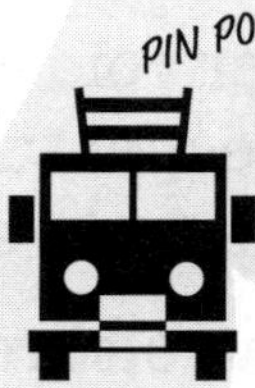

URGENCES ➔

Une visite arrive :

– Bonjour madame, je voudrais voir madame X.

– Oui monsieur, qui êtes-vous par rapport à elle ?

– Le frère de son fils.

– Donc vous êtes… son fils ?!

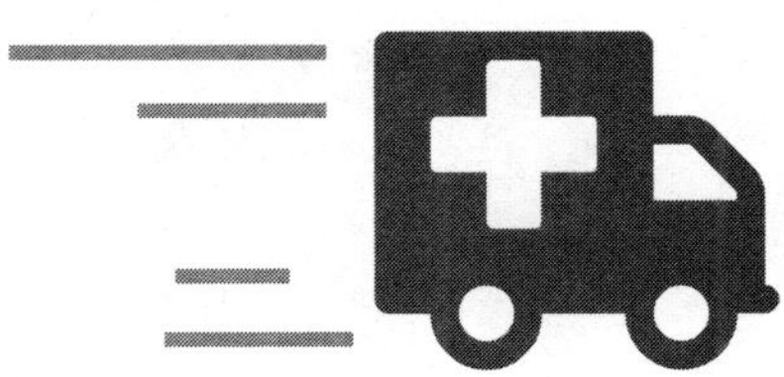

Maternité

Une jeune femme, enceinte de jumeaux, s'interroge :

« Et pour la durée de la grossesse, du coup, il faut compter 9 ou 18 mois ? »

Patiente impatiente

Au moment de l'accouchement, une patiente s'énerve :

« Sortez-le-moi de là, bordel de cul ! »

Allô le 18 ?

– Je crois que ma grand-mère est en train de faire un AVC !

– Qu'est-ce qui vous fait dire ça, mademoiselle ?

– Elle grimace. Elle a le visage tout de travers. Je ne comprends rien à ce qu'elle dit. Venez vite !

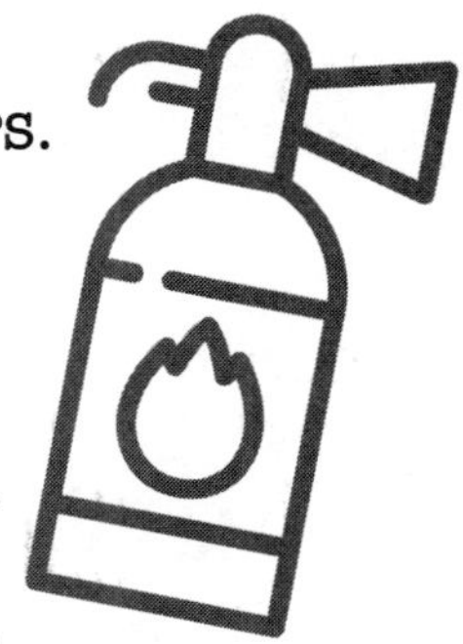

– On arrive tout de suite. Restez en ligne, je vous passe un médecin du Samu.

– Attendez un instant, c'est que... En fait, non, ce n'est pas la peine d'envoyer vos collègues. Y'a rien de grave, tout va bien. Elle me fait signe qu'elle a oublié de mettre ses dents, c'est tout !

LES PERLES DU 18...

« Ma femme refuse de m'ouvrir la porte, est-ce que vous pourriez venir la défoncer ? La porte, pas ma femme. »

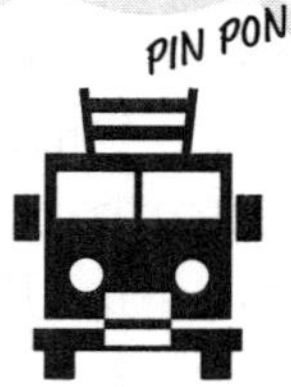

– Je vous appelle à propos d'une galette des rois.

– Madame, c'est très gentil, mais nous n'avons pas le temps de venir partager la galette avec vous.

– Non, c'est pas ça, je crois que j'ai avalé la fève.

URGENCES ➔

– Et vous en êtes où, avec l'alcool ?

– Oh, c'est fini tout ça, docteur, c'est loin maintenant, j'ai complètement arrêté de boire...

– Depuis quand ?

– Hier.

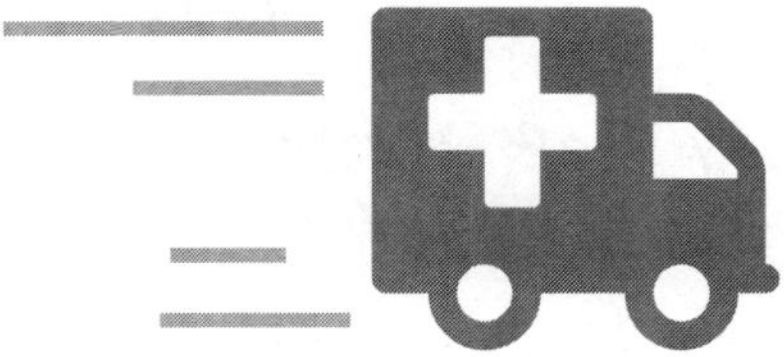

Échange téléphonique au Samu :

« Mamie, le docteur demande si t'es consciente ou inconsciente, je réponds quoi ? »

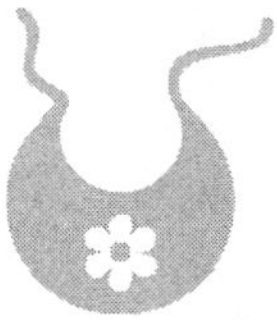

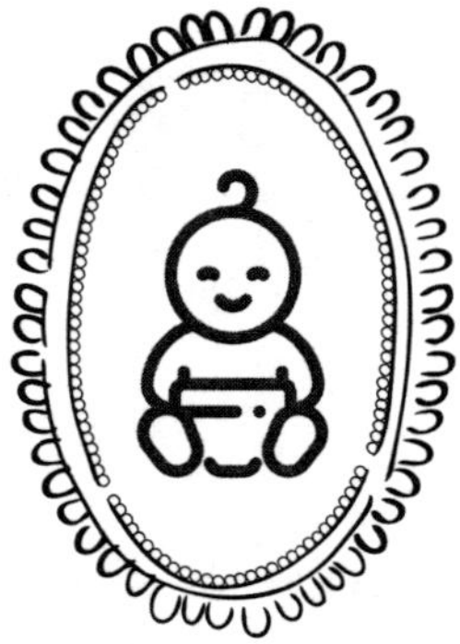

Maternité

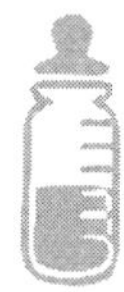

Carnivore

Après l'accouchement, la sage-femme demande à la maman :

« Vous voulez voir le placenta ? »

La jeune maman lui répond :

« Non seulement je veux le voir, mais je veux aussi l'emporter pour en faire un smoothie ! »

Allô le 18 ?

– Mon conjoint ne se sent pas bien du tout ce matin. Est-ce que vous pourriez envoyer quelqu'un ?

– Je vais vous mettre en relation avec un médecin du Samu, madame. Votre mari, il a quoi comme symptômes ?

– Il fait des acnés du sommeil toutes les nuits.

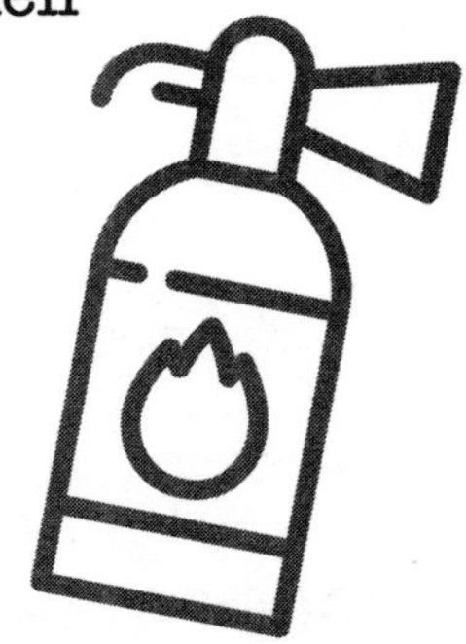

« Allô ? Les pompiers ? Bonjour, ici, c'est le poste de sécurité du centre commercial. On a une cliente qui a des vertiges et se sent faible. La dame dit qu'elle n'a rien pris depuis hier soir : je pense que ça doit être un petit malaise vaginal. »

LES PERLES DU 18...

« Ma collègue vient de faire un malaise, je ne sais pas si c'est grave, à mon avis, elle fait ça pour que je me tape tout le boulot toute seule. »

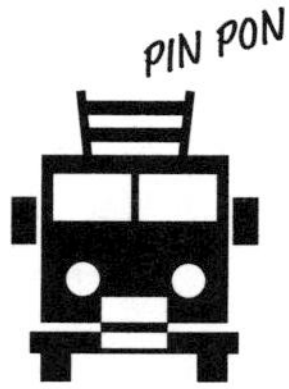

– Allô ? Vous vendez de la morphine ? Ou de l'héroïne, de la coke ?

– Non, monsieur, mais je connais un bon fournisseur. Appelez-le de ma part, je vous donne son numéro, c'est le 17.

URGENCES ➔

Un monsieur âgé appelle pour son pacemaker qui sonne. Au bout de quelques minutes de questions-réponses, il nous annonce qu'il est soulagé, il s'agissait d'une fausse alerte :
« Ma femme vient de me dire qu'il s'agissait du four, en fait ! »

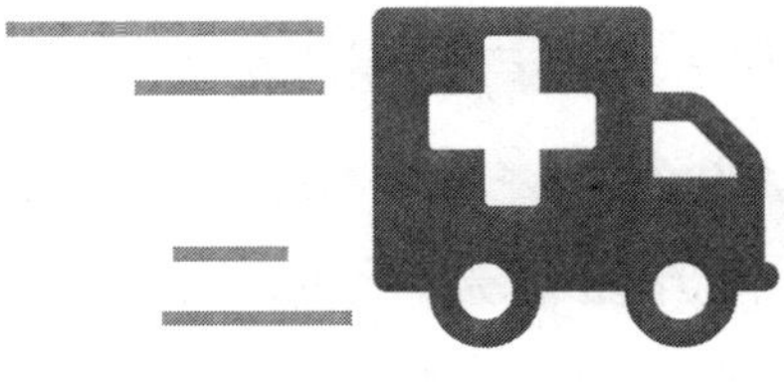

Maternité

Masque de beauté

On découvre, avec stupeur, la jeune maman avec du méconium sur le visage (le nom donné aux premières selles du bébé). Explication de la patiente : « Il paraît que c'est bon pour la peau ! »

La patiente, en plein début de travail, très anxieuse me demande :

– Vous pouvez me donner le flageolet, je sens que je vais vomir.

– Le flageolet ? Ah oui d'accord, le haricot ! (Il s'agit d'une petite bassine.)

Allô le 18 ?

– Ma mère vient de trébucher à cause de son défibrillateur et il me faut quelqu'un pour m'aider à la relever.

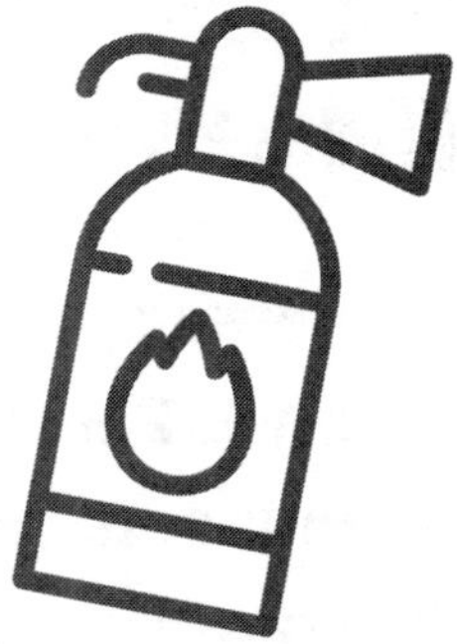

– Votre mère est consciente ? Elle est équipée d'un défibrillateur cardiaque interne, c'est ça ?

– Oui, il ne sert qu'à la maison, son défibrillateur. Mais ce n'est pas le problème. Elle va bien mais elle est par terre, je vous dis ! Faut juste m'aider à la relever quand vous en aurez fini avec vos questions.

– Madame, vous m'avez parlé de défibrillateur. Vous vouliez peut-être dire « déambulateur » ?

– On s'en fout de la marque, non ? Elle s'est cassé la gueule à cause de ce machin à roulettes que vous appelez comme vous voulez, point barre ! Vous venez ou je me débrouille toute seule ?

LES PERLES DU 18…

BLAGUE DE POMPIER

C'est l'histoire de trois fous qui se baladent dans le parc de l'asile. Ils s'appellent Fou, Personne et Rien. Tout à coup, il y a Personne qui tombe dans le lac. Rien veut téléphoner aux pompiers, mais Fou lui dit de rester là pour essayer de sauver Personne. Fou téléphone aux pompiers et dit :

– Bonjour, je suis Fou, j'appelle pour Rien, il y a Personne qui est tombé à l'eau.

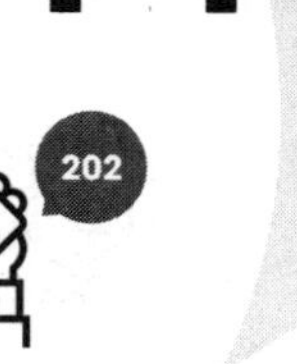

URGENCES ➔

Échange avec le Samu :

– Il faut sonner à l'interphone du voisin.

– Mais pourquoi celui du voisin ?

– Non, non, sonnez bien chez moi, « Duvoisin », c'est mon nom !

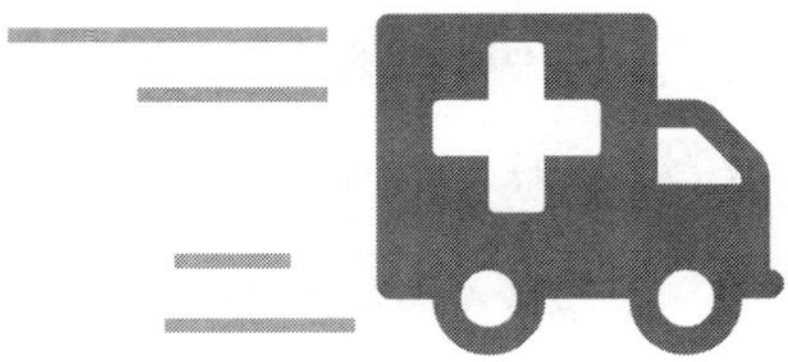

Bilan des secours au Samu :

– Le monsieur est-il bien orienté ?

– Oui, il est assis sur le lit !

Maternité

Restons polis

Je demande à ma patiente :

« Bonjour, pourquoi venez-vous ? »

La dame m'annonce :

« J'ai perdu le bouchon du cul (bouchon muqueux) ! »

Allô le 18 ?

Appel d'un monsieur très digne :

– Urgence pompiers, je vous écoute...

– Ah, pardon monsieur... Ce n'est pas la gendarmerie ?

– Non, monsieur, la gendarmerie, c'est le 17. Est-ce que l'on peut vous aider ?

– C'est-à-dire que les gendarmes ont publié sur leur site Internet des photos d'objets volés et demandent aux propriétaires de se signaler. Je crois reconnaître des bijoux de famille qui m'appartiennent...

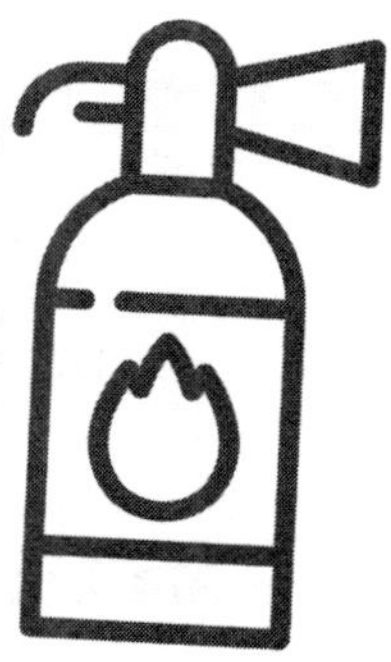

« Ici l'imprimerie Legrand. On a deux employés qui sont coincés depuis trente-cinq minutes dans le local reproduction ! Impossible de les faire sortir ! »

LES PERLES DU 18...

« Ma femme vient de faire un tête-à-queue, enfin, la voiture de ma femme vient de faire un tête-à-queue. »

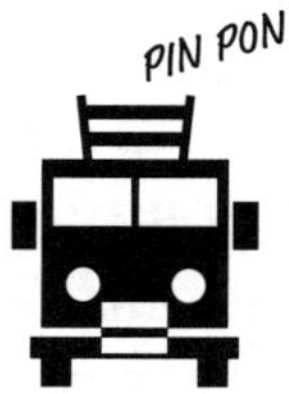

– Ma femme a des vertiges.

– Quel âge a-t-elle ?

– Deux ans de moins que moi.

URGENCES ➔

« Allô le Samu ? J'ai congelé mon sperme pour le conserver, on ne sait jamais... Mais mon congélateur vient de tomber en panne. Est-ce que je peux vous apporter mon sperme en urgence pour que vous le conserviez dans vos frigos ? »

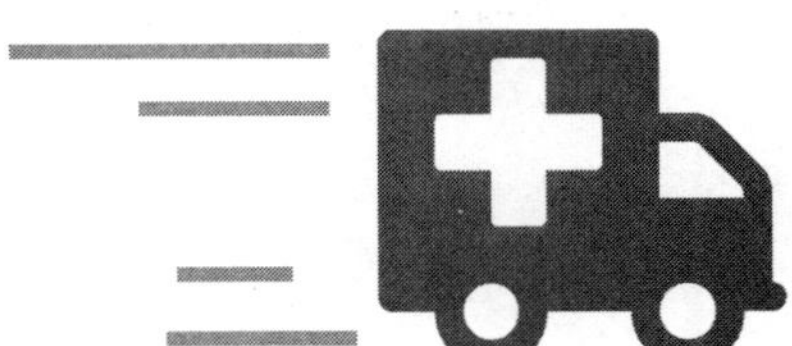

Maternité

En salle d'accouchement

Un mari, aux petits soins,
demande à sa femme :

« Tu veux encore un coup de
vibromasseur (brumisateur),
mon amour ? »

Allô le 18 ?

Appel d'une requérante très en colère :

« Vous êtes venus hier
pour éteindre le feu dans
ma voisine du dessus.
C'est bien, vous avez tout inondé !
Moi, maintenant, j'ai un trouble
de jouissance aussi !
Qui c'est qui va s'en occuper ? »

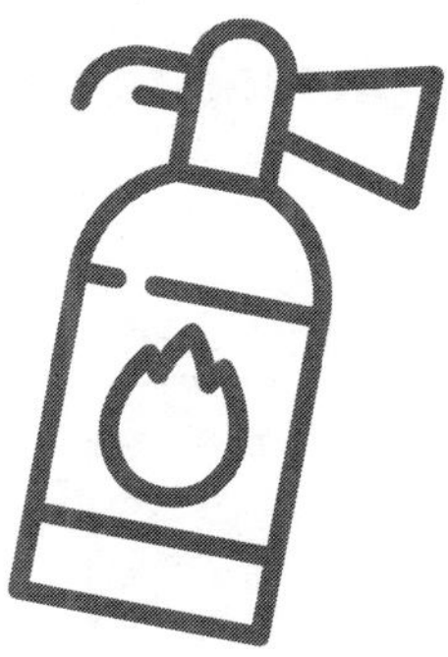

LES PERLES DU 18...

– Je vous appelle pour un délit de fuite après un accident entre une voiture et un scooter.

– Le motard est blessé ?

– J'en sais rien, c'est pour ça que vous devriez aller voir sur place. C'est moi qui ai pris la fuite, je suis à la bourre à mon rendez-vous pour passer mon permis.

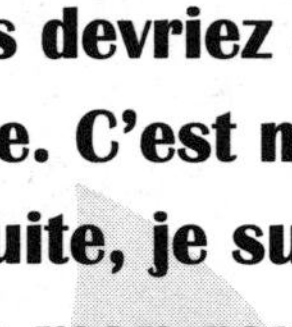

URGENCES ➔

« Bonjour, je suis stressé.
Et quand je suis stressé,
je fais des pets »...

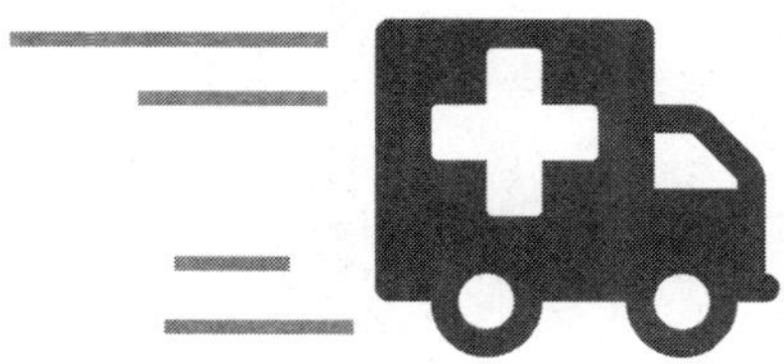

– Bonsoir madame,
qu'est-ce qui vous amène ?

– J'ai mal à la tête, au cœur, au dos... En fait, je *sodomise* (somatise) de partout !

Maternité

Un léger mal entendu

Une patiente, en plein début de travail pour accoucher, me demande soudain, perplexe :

– Euh, c'était quoi ?

– Une dame qui accouche dans la salle d'à côté.

– Oh, la pauvre, elle n'a pas eu le temps d'avoir la péridurale ?

– Ah, mais si !

Un ange passe...

Les nerfs à vif

Une patiente en travail grogne en montrant ses dents :

« Faites-moi la péridurale ou je fais un malheur ! »

Allô le 18 ?

– Je vous téléphone pour ma femme qui se sent mal. Elle a des suées et des palpitations.

– Est-ce qu'elle a des antécédents médicaux ?

– Oui. L'année dernière, elle a fait un infarctus. Elle a été opérée et on lui a implanté une nouvelle vulve cardiaque.

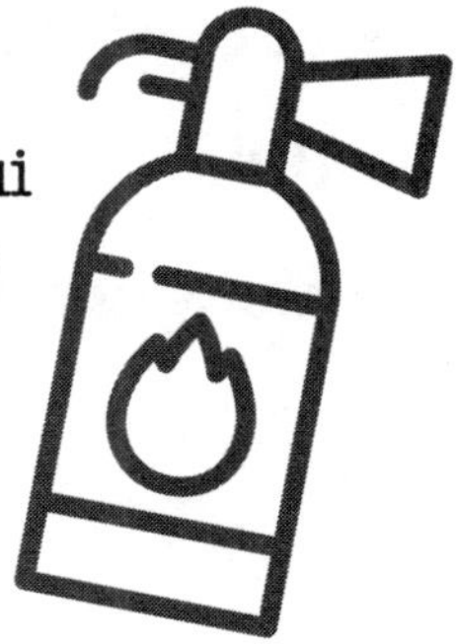

Un père très en colère :

« Est-ce que je peux vous passer mon fils ? Ce petit con redouble sa 5ᵉ et ne fout rien au collège. Vous pourriez lui dire que s'il continue comme ça, il va finir pompier à s'occuper de la merde des autres ? »

LES PERLES DU 18...

– Allô, 1, ma femme, 2, fait, 3, un arrêt, 4, cardiaque.

– Qu'est-ce que vous faites ?

– Je lui fais un massage cardiaque.

– Et c'est elle que j'entends hurler ?

– Oui.

– Alors arrêtez !

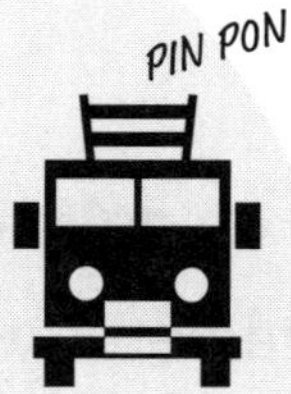

URGENCES ➔

« Bonjour, je vous appelle car je fais une crise d'angoisse et j'ai vraiment mal au *prépuce* (plexus) solaire. »

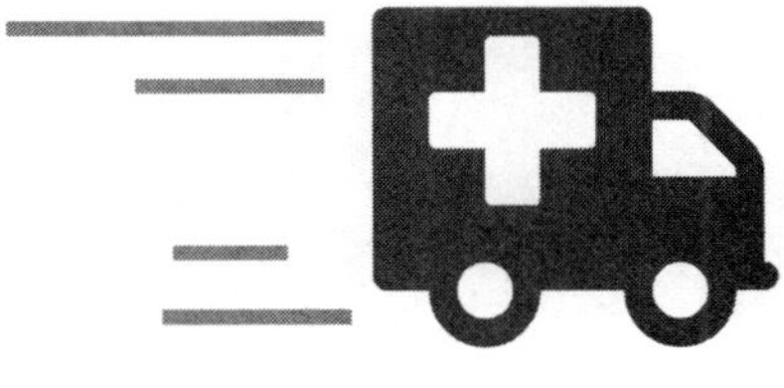

Maternité

Lapsus linguae

Demande d'un futur papa,
un brin perturbé :

« Est-ce que j'aurai la possibilité de couper le nichon (cordon) ? »

Une femme accouche seule et nous appelle pour savoir comment faire pour couper le cordon...

Allô le 18 ?

Jeudi, 4 heures du matin,
1 711e appel de M. Olala :

– Je m'excuse, c'est M. Olala.

– Y'avait longtemps, M.Olala. C'est pourquoi, ce coup-ci ?

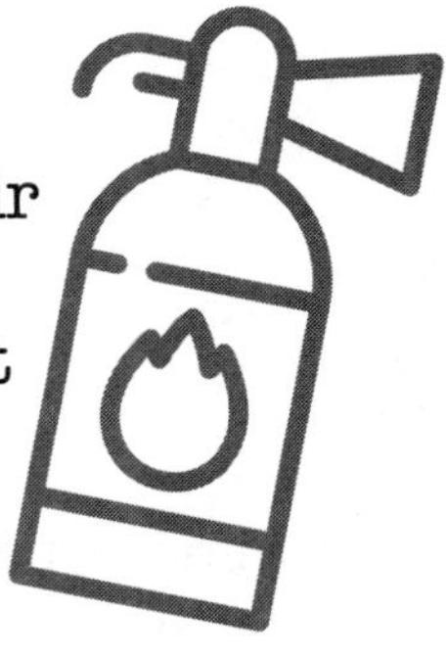

– C'est que je crains d'avoir très mal. J'ai mangé ce matin un chevreuil mort que j'ai trouvé dans les bois et j'ai peur de ne pas pouvoir digérer les sabots et les cornes. Ça m'a fait pareil avant-hier avec le hérisson : pour expulser les piques, je vous raconte pas...

Allô le 18 ?

– Mon ami vient de faire un arrêt cardiaque.

– Quelle est votre adresse ?

– Chemin du Paradis.

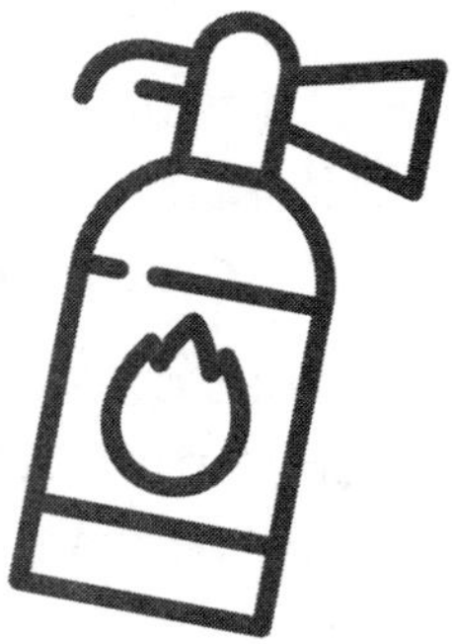

– Mon couvreur vient de tomber du toit, je l'ai déposé devant mon portail.

– Pourquoi devant votre portail ?

– Parce que je le paye au black et que je ne veux pas avoir d'emmerdes avec les assurances.

URGENCES →

– Plus de peur que de mal..., dit le médecin à la maman du petit accidenté.

– Tant mieux, merci ! Donc, je lui applique juste de la pommade à l'*harmonica* (arnica) ?

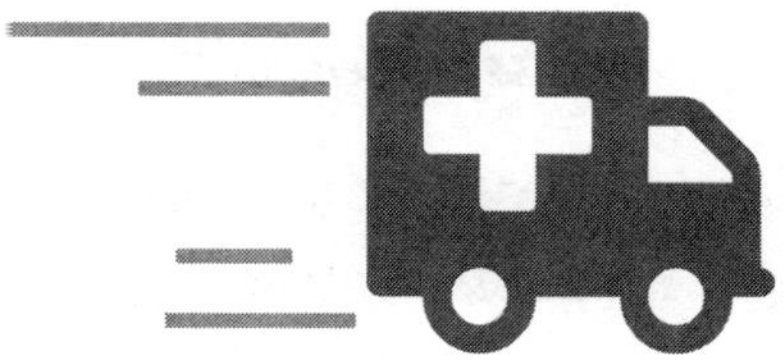

« Oui, ça va beaucoup mieux depuis que j'ai été opérée de ma descente d'*orgasme* (organes). »

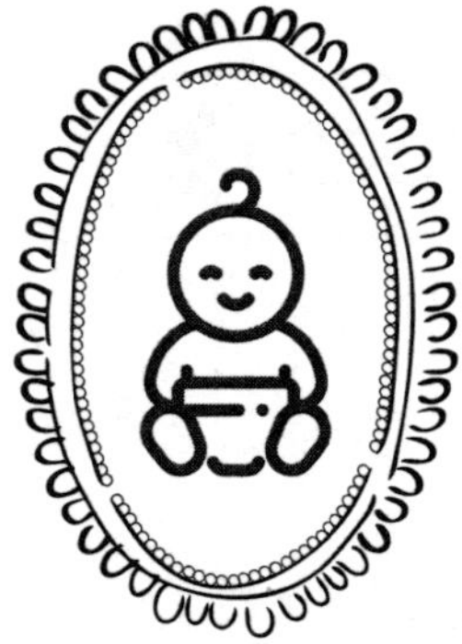

Maternité

Quand on sait pas…

En plein accouchement,
une sage-femme homme s'exclame :

– Allez-y, madame, poussez,
vous y êtes presque ! Ça va aller…

– Toi, ta gueule, t'as même pas
d'utérus !

Allô le 18 ?

– Ma collègue fait un petit malaise… Elle est consciente, elle respire, mais ça ne va pas.

– Allongez-la au sol et mettez-lui les jambes en l'air, sur une chaise par exemple.

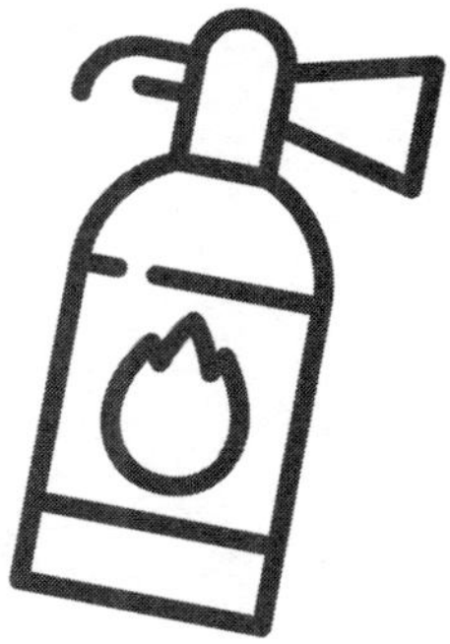

– Un instant… Je le fais tout de suite et je reviens…

30 secondes passent et le requérant reprend la conversation :

– C'est bon, j'ai fait comme vous avez dit : je lui ai retiré son collant et elle a les jambes à l'air.

LES PERLES DU 18...

« Ma femme se plaint de sa poitrine. En même temps, moi aussi je m'en plains, de sa poitrine, si vous saviez, elle est plate comme une limande ! »

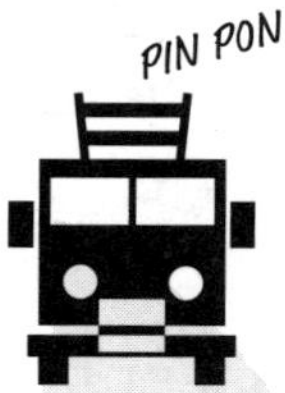

– Je saigne abondamment.

– À quel endroit saignez-vous ?

– Dans ma cuisine.

URGENCES ➔

Un grand classique…

– Qu'est-ce qui vous amène dans ce service, monsieur ?

– Une ambulance.

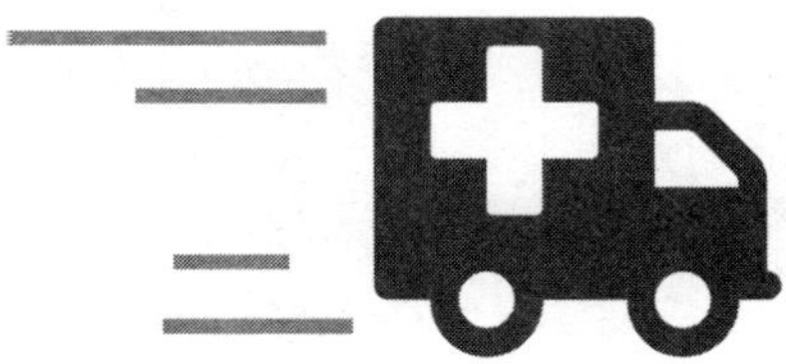

– Madame, je vais vous faire une ponction lombaire, faites le chat en faisant le dos rond.

– Miaouuuu.

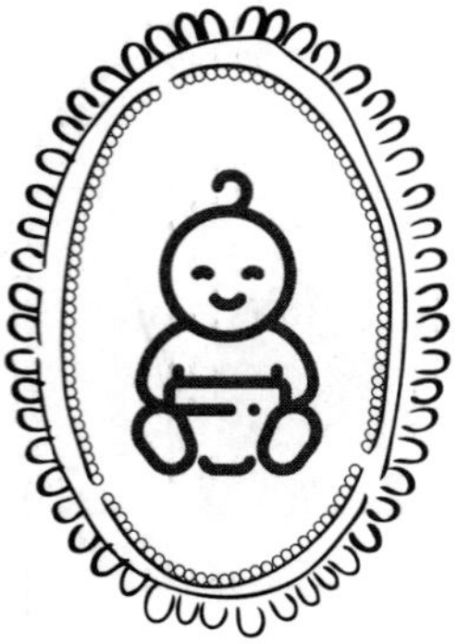

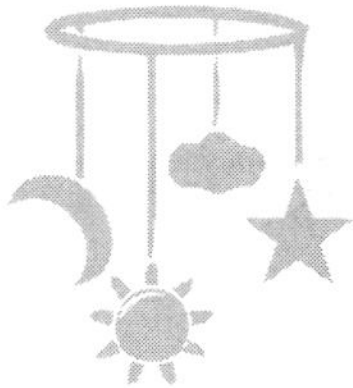

Maternité

Question d'hygiène

*Je propose du peau à peau
à une maman
qui vient d'accoucher.*

Elle répond du tac au tac :

*« Ça va pas la tête ! On verra ça
quand vous l'aurez lavé ! »*

Aux urgences

*« Vous avez perdu les eaux,
c'est bien ça ? »*

*Le père sort un Tupperware
d'un sac.*

*« Le voilà ! Pas facile à récolter,
le liquide amniotique ! »*

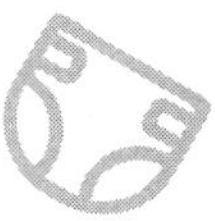

Allô le 18 ?

Échange entre un requérant et un médecin régulateur du Samu :

- Nous sommes dans une résidence universitaire et mon colocataire fait une crise d'asthme. Il a du mal à respirer. Je ne sais pas quoi faire !

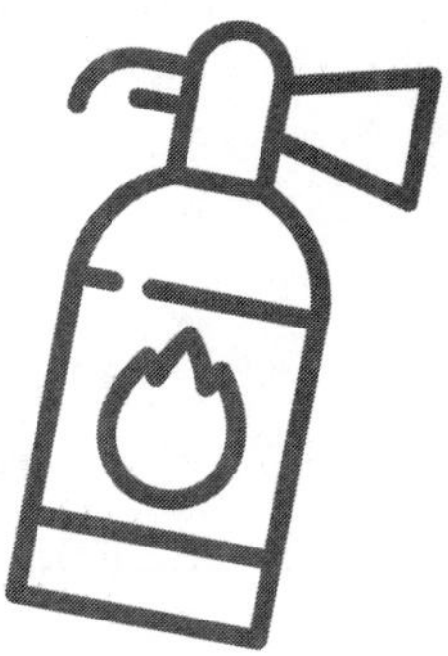

- Est-ce qu'il a un traitement, un bronchodilatateur comme de la Ventoline, par exemple ?
- Oui, oui… j'ai déjà fait plusieurs pschitts dans la pièce, mais ça ne change rien.

Ça sent le roussi !

Allô ? Bonjour monsieur, je ne me rapelle plus si les antibiotiques, c'est automatique ou pas ?

Allô ? Ma collègue fait un malaise. Mais vous savez, avec elle, on ne sait jamais si c'est la vérité ou si c'est du chiqué. Vous connaissez les femmes !

– Allô ? Ma belle-mère ne va pas bien, il faut l'emmener à la morgue.

– À la morgue ?

– Non, pardon, à l'hôpital. Je prends parfois mes désirs pour la réalité.

Allô ? Je vous appelle pour savoir si vous ne voulez pas organiser votre bal des pompiers en septembre plutôt qu'en juillet, parce que je ne suis pas là, cet été.

Ça sent le roussi !

Allô, le 18 ? Voilà, je suis enceinte et je voulais savoir s'il fallait laisser le nombril à l'air libre pour que le bébé respire.

– Les pompiers, bonjour...

– Ah... c'est pas la police ?

– Non monsieur, la police, c'est le 17 !

– Ah bon, ça a encore changé ? Je vais vous dire un truc, moi : le Service Public n'a vraiment que ça à foutre. On voit où passent nos impôts !

Un homme appelle parce qu'il souffre de démangeaisons et a la gorge enflée. L'opérateur envoie immédiatement une ambulance à son domicile et le met en relation avec le Samu. Le médecin l'interroge :

– Est-ce que vous avez des allergies connues ? Cacahuètes, crevettes, fraises, médicaments, parasites ou foin ?

– Le foin, j'en sais rien. J'en ai encore jamais bouffé !

Maternité

Avant une césarienne, la patiente nous dit :

– J'ai les tétons qui pointent.

– ?!

– Ben j'ai froid, quoi ! Vous n'avez quand même pas la comprennette facile !

URGENCES →

– Madame, votre bébé, vous l'avez allaité ?

– Non, docteur, je l'ai eu en hiver !

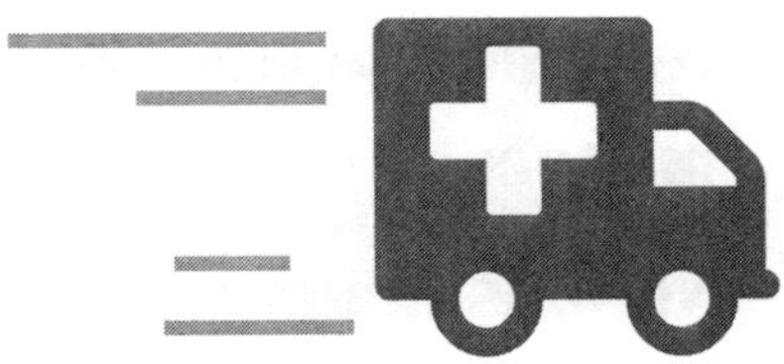

« Marquez-moi bien la posologie, je ne sais pas lire. »

LES PERLES DU 18...

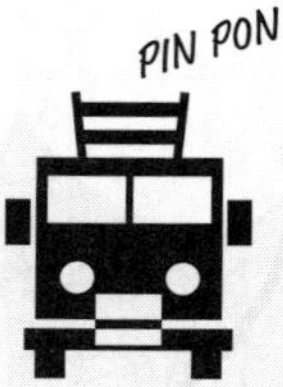

– Allô ? Le présentateur dans ma télé n’arrête pas de me regarder, je suis sûr qu’il veut me tuer.

– Ne vous inquiétez pas, Michel Drucker n’a jamais tué qui que ce soit.

– Vous en êtes sûr ?

– Il y en a bien un ou deux qui sont morts d’ennui, mais bon...

URGENCES ➔

– Allô, le Samu ? Je souffre d'insomnie, ça va encore durer des heures… J'ai peur de ne pas fermer l'œil de la nuit…

– Vos volets sont ouverts, monsieur ?

– Non, pourquoi ?

– Parce qu'en fait, il est 14 heures…

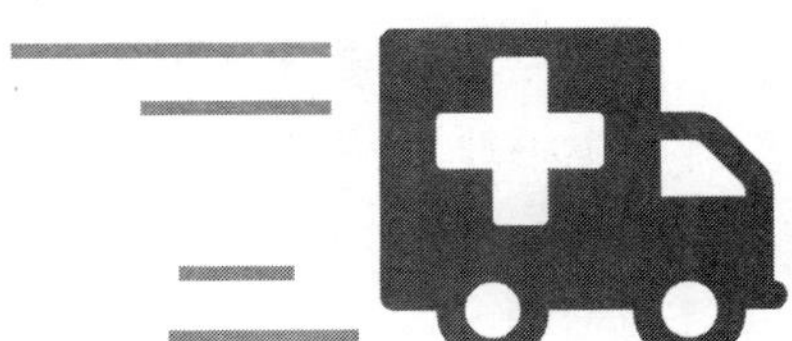

Maternité

— Je suis enceinte.

— De combien ?

— Mais d'un seul homme voyons, mon mari !

« J'ai peur que mon aîné refile le virus de la gastro... nomie à mon bébé, c'est très contagieux, non ? »

Allô le 18 ?

– Il y a un gros nid bizarre
dans mon jardin.

– Un nid d'insectes, c'est ça ?

– Qu'est-ce que j'en sais ?
Ça doit être ces saloperies
dont on parle en ce
moment, vous savez,
les trucs chinois, là,
qui bouffent tout...

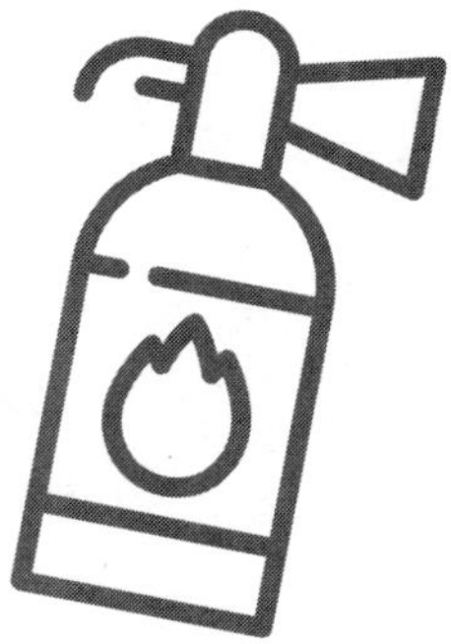

– Des frelons asiatiques ?

– Oui, c'est ça !
Des frelons chinois ou
peut-être même japonais.
C'est même sûr que c'est ça,
parce qu'ils sont tout jaunes !

Maternité

J'interroge la patiente sur ses antécédents familiaux.

— Y a-t-il eu des cancers du sein ou des ovaires dans votre famille ?

— Oui, des ovaires.

— Qui ?

— Mon oncle.

Allô le 18 ?

– Bonjour, est-ce que mon numéro de portable s'affiche sur votre écran, s'il vous plaît ?

– Oui, monsieur. Qu'est-ce qui se passe ?

– Oh rien... C'est juste que je viens de prendre un nouvel abonnement et que j'aimerais connaître mon numéro. Vous voulez bien me le donner pour que je le note ?

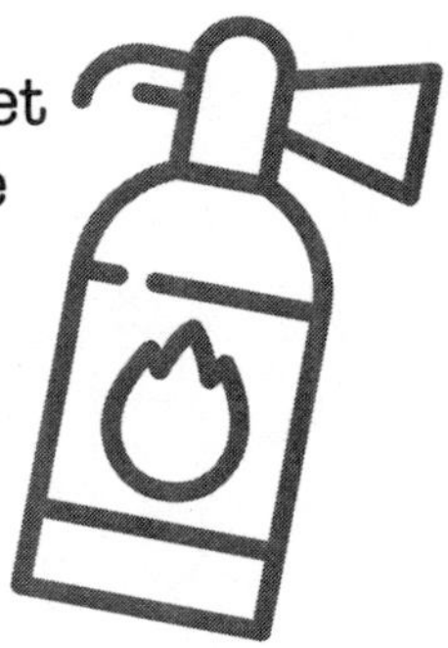

« Allô, les pompiers ? On voit que vous ne payez pas l'eau ! Depuis hier soir, vous avez une bite qui fuit dans la rue et apparemment, ça ne vous dérange pas. »

Maternité

La bonne élève

Une patiente sort sa bouteille de lait et m'explique :

« J'en bois un litre par jour, il paraît que c'est la condition sine qua non pour allaiter… » Et la voilà qui biberonne, avec application, sous mes yeux ébahis.

Elle est mignonne…

Une patiente qui pensait que le nom médical du vagin était… foufoune !

Allô le 18 ?

– Je vous appelle pour signaler la disparition de mon mari. Il n'est pas rentré depuis vingt-quatre heures.

– Il me faut un maximum de renseignements, madame…

– Attendez, attendez… Moi j'appelle juste pour les assurances, pour que vous puissiez leur confirmer que j'ai appelé. Après, si cet ivrogne ne revient jamais, ce sera « bon débarras » !

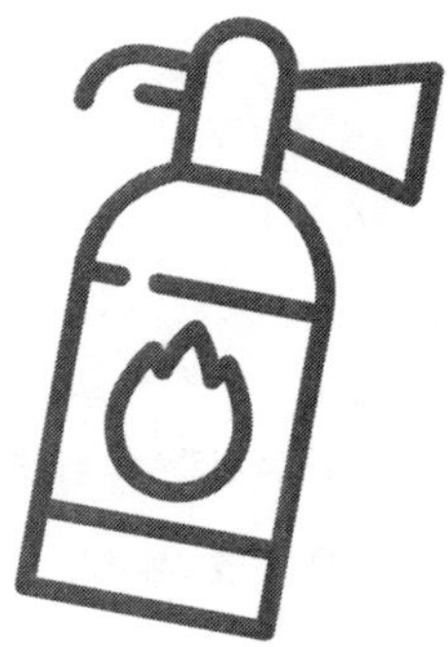

LES PERLES DU 18...

« Je suis un chasseur et je viens de tirer sur quelqu'un. En même temps, c'est très con de se promener dans les bois avec un manteau de fourrure en pleine période de chasse, non ? »

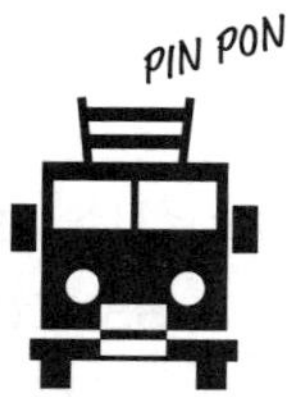

– Je crois que je me suis fracturé le bassin.

– Ça vous est arrivé comment ?

– J'ai glissé sur le verglas et mes jambes ont décidé d'aller dans des directions radicalement opposées.

URGENCES ➔

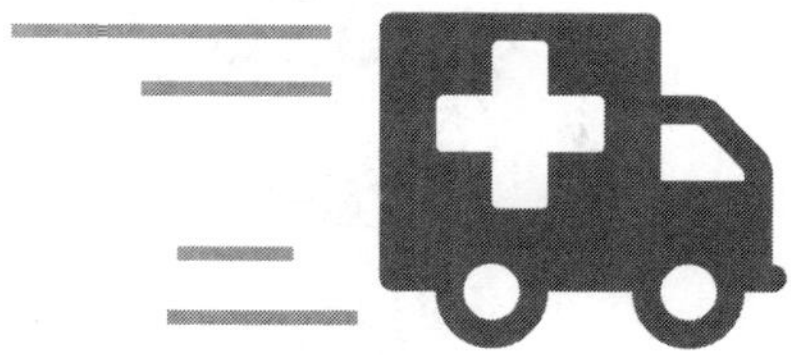

À l'accueil des urgences :

« Si, si, je fais un AVC, c'est quelqu'un du forum de discussion sur Doctissimo qui me l'a dit ! »

Maternité

L'amour est dans le pré

Une patiente me demande, un peu gravement, lors d'une consultation de fin de grossesse :

« Et où se procure-t-on la trayeuse (tire-lait !), pour l'allaitement ? »

Allô le 18 ?

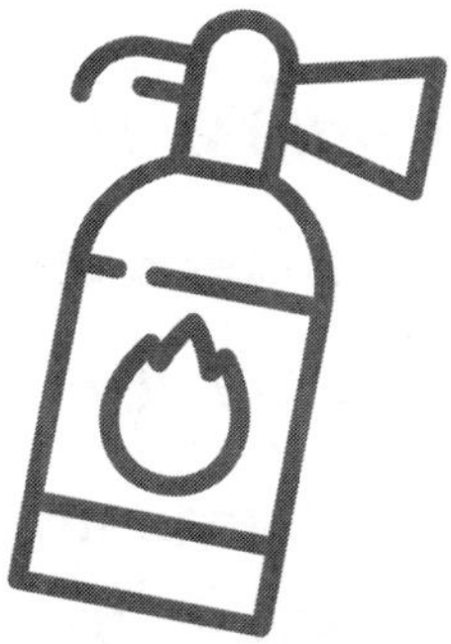

– Est-ce que vous pourriez venir m'aider ? Ma femme est par terre depuis une heure et je n'arrive pas à la remettre au lit. Je suis handicapé et je galère.

– On va venir, monsieur. Donnez-moi votre adresse.

– J'habite au 56, chemin du Halage. Par contre, venez avec au moins trois ou quatre collègues : cette grosse vache fait bien ses 200 kg !

LES PERLES DU 18...

– Ahahahah !!!

– Qu'est-ce qui vous fait rire ?

– Il y a le feu dans mon grenier.

– Et ça vous fait rire ?

– Tous mes plants de cannabis sont en train de brûler, je suis défoncé.

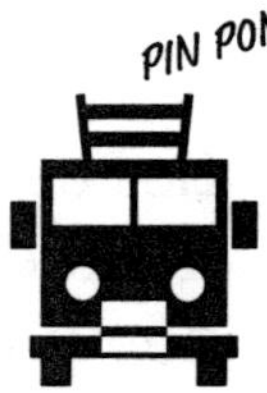

« Il y a un corps dans mon placard, tout maigre, tout dégonflé... Attendez, c'est une poupée gonflable. Oh, le salaud, il me trompe avec une poupée gonflable ! »

URGENCES →

– Madame, vous êtes enceinte.

– Mais c'est impossible, je prends ma pilule les jours pairs et mon mari la prend les jours impairs !

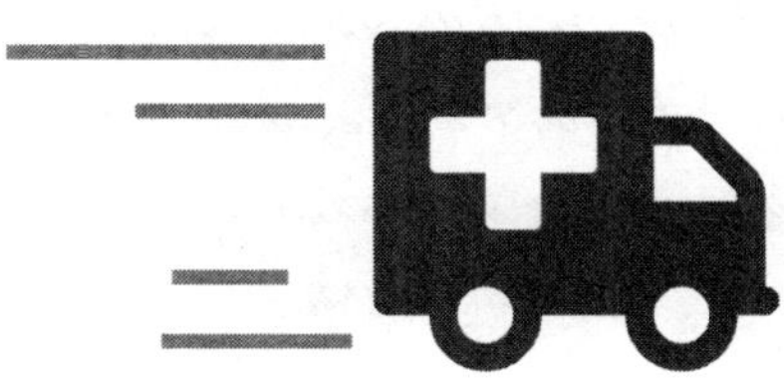

Maternité

En salle d'accouchement :

— Je vais vous paraître folle, mais je sens comme une grosse boule entre mes jambes…

— Oui, madame, c'est la tête de votre bébé.

La patiente devient livide, juste le temps de reprendre son souffle pour pousser une dernière fois et accueillir sa boule… euh, son fils !

Allô le 18 ?

– J'ai eu un accident de voiture ce matin et vos collègues m'ont transporté à l'hôpital.

– Et qu'est-ce qu'on peut faire pour vous, monsieur ?

– Je voudrais savoir si je peux passer pour avoir un arrêt de travail ?

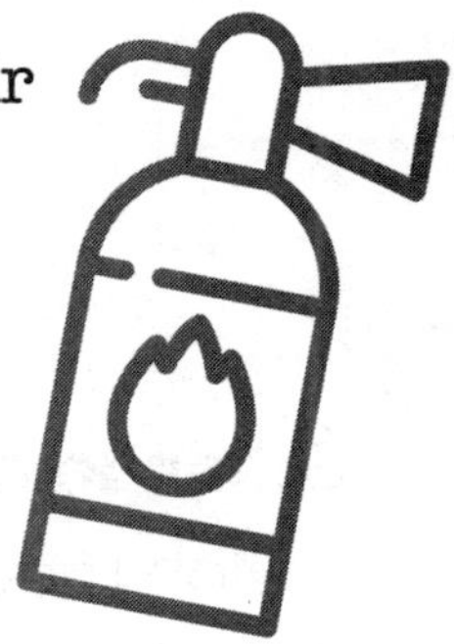

– Vous êtes chez les pompiers, monsieur ! C'est avec votre médecin traitant ou avec le médecin de l'hôpital qu'il faut voir ça.

– Bah... comme vous étiez sur place ce matin, je me disais que vous étiez les mieux placés pour décider à combien j'ai droit... ?

ÉTAT D'URGENCE !

Une grand-mère se plaint au médecin :

« Vous vous rendez compte, l'étudiante n'a même pas su trouver mon utérus pour me mettre ma crème pour mes hémorroïdes ! »

Échange avec le Samu :

« Mon médecin m'a dit de prendre 1 g de Doliprane, mais je n'ai que des comprimés de 500 mg, que dois-je faire ? »

Échange avec le Samu :

– Comment s'appelle votre grand-mère ?

– Je n'en sais rien, je l'ai toujours appelée « mémé » !

À une jeune fille très constipée, le docteur demande :

« Avez-vous chez vous une poire pour faire un petit lavement ? »

Elle répond : « Des poires, on n'en a pas, mais des pommes et des clémentines, y'en a ! »

ÉTAT D'URGENCE !

Petit meurtre en famille :

Le Samu, qui commence à avoir de sérieux doutes sur un homicide, se voit proposer l'apéro par la famille alors qu'on attend les flics pour décès suspect…

« Bonjour, je viens pour une *enculoscopie* (coloscopie). »

Un homme totalement ivre aux urgences :

« Docteur, j'ai bu plus que de raison mais de façon raisonnable. »

– Je voudrais une ambulance car j'ai une gastro-entérite.

– Désolé, monsieur, mais les ambulances sont réservées aux urgences vitales.

– Mais j'ai ma carte Vitale !

Maternité

Sens interdit

Une infirmière donne du gel (à avaler !) à une patiente pour régler ses problèmes de constipation.

Deux heures plus tard, la patiente s'exclame :

« Franchement pas pratique votre truc, je m'en suis vue pour mettre tout ça dans l'anus ! »

« Tenez, madame, ce suppositoire devrait venir à bout de votre douleur. »

À peine le temps de dire ouf que la patiente l'avait déjà avalé tout rond.

Allô le 18 ?

« On s'inquiète pour un de nos amis. On se demande s'il ne va pas faire une grosse connerie. Il vient de nous supprimer de ses amis Facebook. »

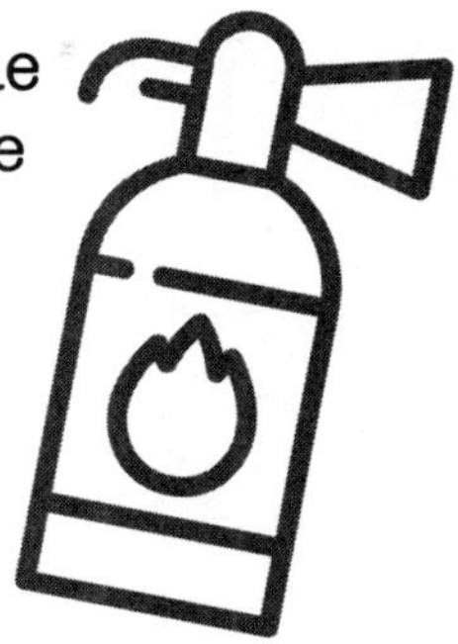

DÉCOUVREZ LES AUTRES TITRES DE LA COLLECTION « PERLES »

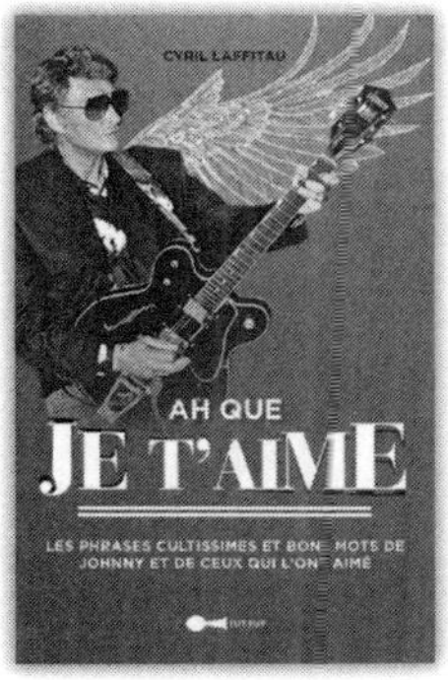

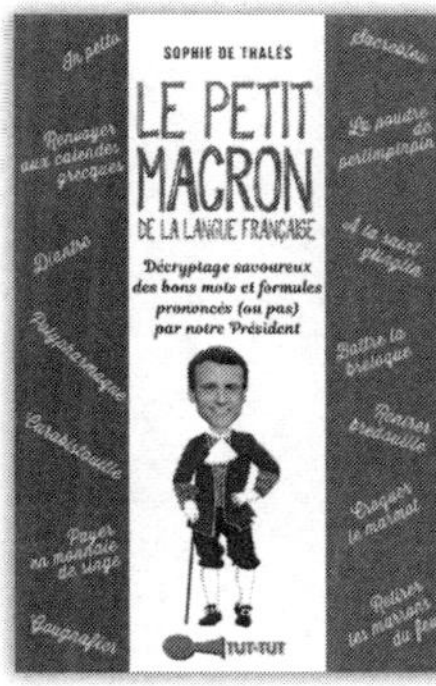

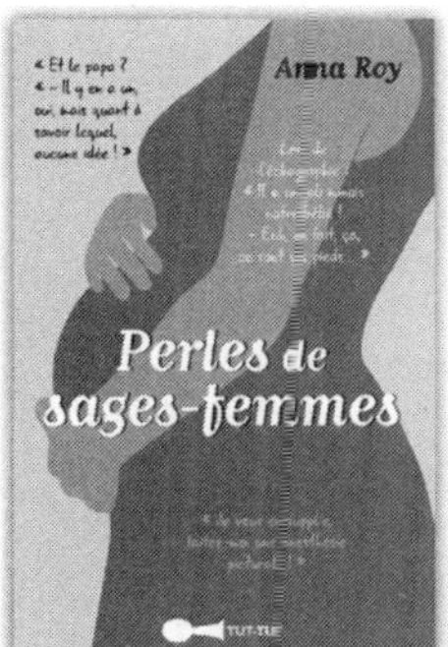

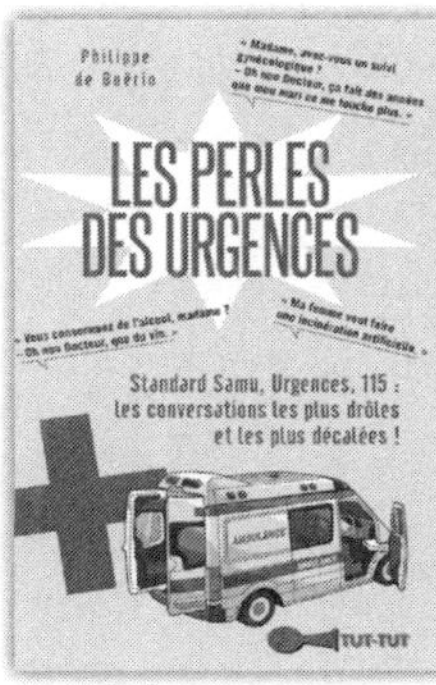

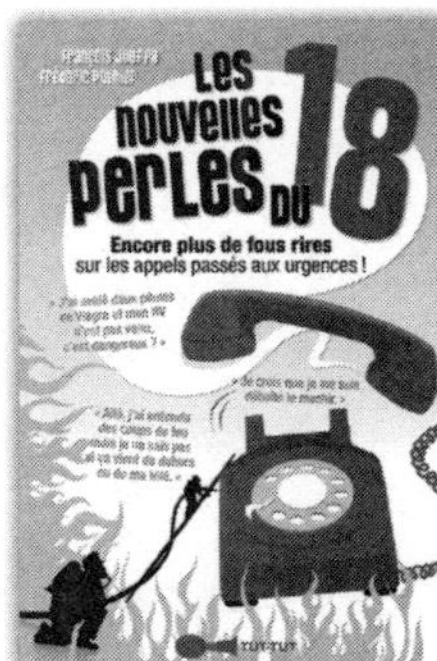

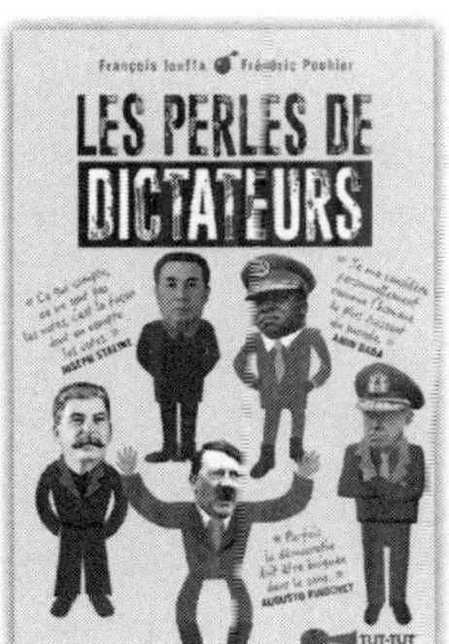

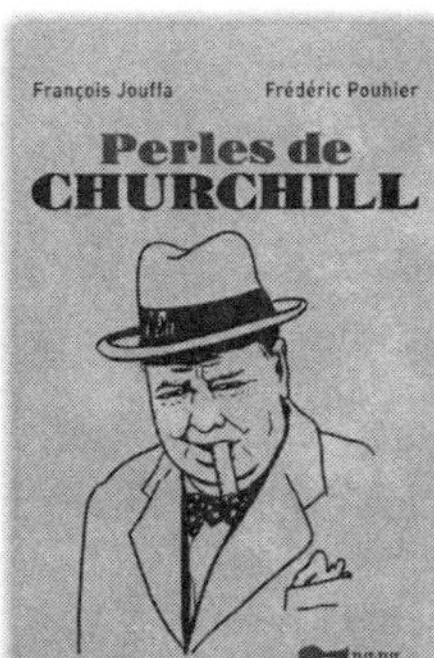

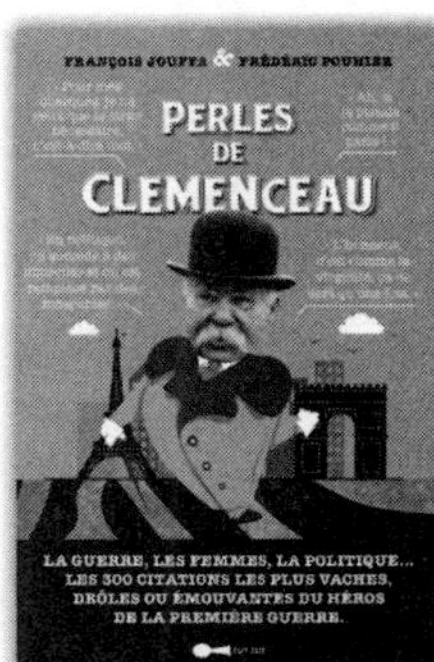

Achevé d'imprimer en Espagne
par Novoprint

Dépôt légal : Novembre 2018